内分泌与代谢疾病规范化治疗

主编 李 建 刘亚平 信 伟 路 涛

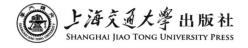

上海交通大学出版社
SHANGHAI JIAO TONG UNIVERSITY PRESS

内容提要

　　本书先介绍了内分泌与代谢系统总论；后对下丘脑-垂体疾病、甲状腺疾病、甲状旁腺疾病等分别进行了详细阐述，包括疾病的病因、病理、临床表现、诊断及鉴别诊断、治疗及预防等内容。本书可为临床医师、进修医师、实习医师和在校医学生提供参考。

图书在版编目（CIP）数据

　　内分泌与代谢疾病规范化治疗 / 李建等主编. --上海 ： 上海交通大学出版社，2023.10
　　ISBN 978-7-313-27821-0

　　Ⅰ．①内… Ⅱ．①李… Ⅲ．①内分泌病－治疗②代谢病－治疗 Ⅳ．①R580.5

　　中国版本图书馆CIP数据核字（2022）第204215号

内分泌与代谢疾病规范化治疗
NEIFENMI YU DAIXIE JIBING GUIFANHUA ZHILIAO

主　　编：李　建　刘亚平　信　伟　路　涛
出版发行：上海交通大学出版社
邮政编码：200030
印　　制：广东虎彩云印刷有限公司
开　　本：710mm×1000mm 1/16
字　　数：217千字
版　　次：2023年10月第1版
书　　号：ISBN 978-7-313-27821-0
定　　价：158.00元

地　　址：上海市番禺路951号
电　　话：021-64071208
经　　销：全国新华书店
印　　张：12.5
插　　页：2
印　　次：2023年10月第1次印刷

编 委 会

主　编

李　建（中南大学湘雅三医院）

刘亚平（山东省梁山县人民医院）

信　伟（山东省梁山县人民医院）

路　涛（山东省昌乐齐城中医院）

副主编

杨慧敏（山东省郓城诚信医院）

张红梅（山东第一医科大学附属肿瘤医院）

宋妮妮（山东省威海卫人民医院）

黄　超（湖北省建始县人民医院）

◎李　建

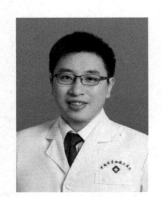

　　毕业于中南大学湘雅医学院临床医学专业，现就职于中南大学湘雅三医院，临床经验丰富。曾获"优秀共产党员""优秀医师"等荣誉称号。发表论文6篇，获国家专利3项，承担科研课题2项。

　　内分泌与代谢疾病因其病种繁多,病机复杂,涉及多个器官、多种组织,发病隐匿、缓慢,诊断与治疗均较为困难,在临床医学中一直有着重要地位。人类生活水平的提高和生存环境的改变,使得内分泌与代谢疾病的发病率呈逐年上升的趋势,肥胖症、糖尿病、骨质疏松症等内分泌与代谢疾病已成为威胁人类健康的主要疾病之一。随着医学技术的发展与专业分工的进一步细化,临床上对内分泌与代谢疾病的了解不断加深,诊断水平不断发展,治疗水平不断进步,内分泌与代谢疾病治疗的广度到深度都获得了突飞猛进的开拓和深入,使得内分泌与代谢医学的面貌已焕然一新。因此,合理有效地提高医师内分泌与代谢疾病的诊疗水平,对于人类健康及生活质量的提高尤为重要。为了帮助和指导临床医师更好地掌握新技术,更准确、更合理、更科学地治疗内分泌与代谢疾病,我们特组织一批专家编写了《内分泌与代谢疾病规范化治疗》一书。

　　本书立足我国实际情况,结合国内外最新研究成果,从多层次、多角度对内分泌与代谢疾病进行讲解。本书先介绍了内分泌与代谢系统总论;后对下丘脑-垂体疾病、甲状腺疾病、甲状旁腺疾病等分别进行了详细阐述,包括疾病的病因、病理、临床表现、诊断及鉴别诊断、治疗及预防等内容。本书条理清晰、观点新颖、内容翔实、简明扼要、重点突出,尽力展示当前内分泌与代谢疾病最新诊疗技术,与临床紧密相连,充分体现了科学性、规范性和实用性,可为临床医师、进修医师、实习医师和在校医学生提供参考。

　　本书编者力求为广大读者呈现一本对当代内分泌与代谢疾病知识全面阐述的临床参考用书,但由于医学诊疗技术发展迅速,内分泌与代谢疾病知识也在不断更新,加之编写经验有限、时间紧迫,书中存在的疏漏之处,恳请广大读者不吝赐教,以便进一步修订。

《内分泌与代谢疾病规范化治疗》编委会

2022 年 12 月

C ontents 目 录

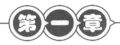

内分泌与代谢系统总论

第一节 概　　述

内分泌系统对控制和调节人类的生长发育和生命活动至关重要。人类对内分泌系统的认识经历了腺体内分泌、组织内分泌和分子内分泌 3 个阶段，最早对内分泌的认识是从腺体内分泌开始的，通过切除内分泌腺体前后的生理、生化改变，以及补充其提取物后恢复的情况等了解内分泌腺体的作用。随着激素提纯和抗体制备等技术的成熟，以及放射免疫等技术的应用，使微量激素的测定成为可能，从而发现了很多经典内分泌腺体之外的激素。通过免疫组化及分子显像等技术发现体内很多组织都能分泌激素，具有内分泌功能，如肾脏可分泌促红素，心脏可分泌心钠素。胃肠道被认为是人体内最大的内分泌组织，可分泌多达 20 种激素，其中胃泌素、缩胆囊素、促胰液素、抑胃素及促胃动素起生理性调节和循环激素作用。目前对内分泌系统的研究已从组织细胞水平进入分子水平，通过对激素及其受体基因的转录、翻译、调控的遗传和表观遗传学研究，大大拓宽了人类对内分泌系统及其疾病认识的视野，同时也催生了利用基因工程方法人工合成激素的技术革命，由此生产的很多激素已应用于临床，造福人类。

一、内分泌与代谢系统结构特点

内分泌系统由内分泌腺和分布于各组织的激素分泌细胞组成，所分泌的激素通过血液或组织液到相应的靶部位发挥作用。

（一）内分泌腺和激素分泌细胞

1.内分泌腺

人体的内分泌腺主要包括：①下丘脑和神经垂体（垂体后叶）；②松果体；③腺

垂体;④甲状腺;⑤甲状旁腺;⑥胰岛;⑦肾上腺皮质和髓质;⑧性腺(睾丸/卵巢)。

2.弥散性神经-内分泌细胞系统

弥散性神经-内分泌细胞系统也称胺前体摄取和脱羧细胞系统。这些细胞分布于脑、胃、肠、胰和肾上腺髓质,主要合成和分泌肽类和胺类激素。

3.组织激素分泌细胞

许多非内分泌组织中有内分泌细胞,可合成和分泌激素。

(二)激素分泌细胞的结构特点

1.合成肽类激素的细胞

这类细胞的共同特点:①内质网和高尔基复合体含量丰富;②胞质内含有膜包裹的内分泌颗粒,颗粒内含肽类激素及其前体;③细胞常排列成索状或团状,有的形成滤泡或具有特殊分化的膜结构。神经内分泌细胞除具有上述特点外,还具有神经电活动、神经元突触和对神经递质有生理反应等特点。胃、肠等组织中的胺前体摄取和脱羧细胞胞质透明,可弥散分布或三五成群夹杂在主质细胞间隙中。

2.合成类固醇激素的细胞

此类细胞的共同特点:①与激素合成有关的滑面内质网含量丰富,线粒体嵴常呈管泡状,但无分泌颗粒;②胞质内脂质小滴较多,其中含有供激素合成的胆固醇;③细胞呈弥散性或成群分布。

二、激素的分类与生化

(一)激素

激素是内分泌腺体或内分泌细胞分泌的活性物质,由血液输送(或通过组织液弥散)至靶部位,与特异受体结合后调节其细胞功能。过去由于对许多激素的结构不清楚,故把结构已清楚者称为激素,结构尚不清楚者称为因子。

1.激素分类

人体内已阐明的激素有200多种,根据化学结构分为四类。

(1)肽类激素和蛋白质激素:也称为含氮激素,均由氨基酸组成激素的一级结构。由前激素原基因编码,转录 mRNA 后在核糖体翻译出肽链,再经裂解酶作用和化学修饰加工生成具有生物活性的激素。

(2)胺类激素:此类激素均由氨基酸转化而来。如儿茶酚胺由酪氨酸转化而来,血清素由色氨酸脱羧转化而来。

(3)氨基酸类激素:由氨基酸衍生而来。如甲状腺激素由酪氨酸碘化、偶联而成。

(4)类固醇激素:其骨架结构为环戊烷多氢菲。在肾上腺、性腺等组织内经链解酶、羟化酶、脱氢酶和异构酶等作用后,转变为糖皮质激素、盐皮质激素、雄激素、雌激素、孕激素或胆钙化醇。

2.激素的合成与贮存

肽类激素的合成与一般蛋白质相同,激素合成后以分泌颗粒形式贮存。非肽类激素的合成方式各异。激素在体内的贮存量很有限,但甲状腺激素主要贮存在甲状腺滤泡腔中,且储存量较大,可供机体数月需要。

3.激素的代谢与降解

激素分泌后进入血液循环,以血浆蛋白为载体转运。不同激素的转运载体相对特异,如甲状腺激素主要与甲状腺素结合球蛋白结合,性激素与性激素结合球蛋白结合,皮质醇、胰岛素、生长激素也分别与其相应的结合蛋白结合。

肽类激素的半衰期短,一般为3～7分钟。类固醇激素的半衰期较肽类激素长,多数为数小时,少数可长达数周。激素在改变分子结构或在体内代谢后,其半衰期和生物学效应也会发生相应改变。$25(OH)_2-D_3$半衰期为2～3周,经肾小管上皮细胞1α羟化转变为$1,25(OH)_2-D_3$后,其半衰期明显缩短(6～8小时),生物活性显著增强。此外,甲状腺素和睾酮在外周组织中可分别转化为三碘甲状腺原氨酸和二氢睾酮,其生物活性均增加。

多数激素在肝、肾和外周组织降解为无活性的代谢产物,故肝、肾功能不全往往影响激素的代谢。如肝功能严重障碍者雌激素的灭活明显减慢,半衰期延长,临床上会出现蜘蛛痣等雌激素过多的表现;肾功能不全者胰岛素的降解减慢,对胰岛素的敏感者大大增加,因此使用胰岛素的患者若伴有肾功能不全者极易发生低血糖。

(二)激素的分泌

1.激素分泌方式

通常情况下激素分泌后先进入毛细血管,再经腺体静脉进入体循环,随血流分布于各组织器官中,与靶细胞的特异受体结合后发挥调节作用。此外,还有一些激素通过其他分泌方式发挥作用:①旁分泌,激素一般不进入血液,仅在局部发挥作用;②自分泌,激素作用于分泌激素的自身细胞,这是细胞自我调节的重要方式之一;③胞内分泌,指胞质合成的激素直接转运至胞核,影响靶基因的表达;④神经内分泌,下丘脑神经内分泌细胞合成的激素经轴浆流沿神经轴突运送至神经垂体贮存,然后分泌入血发挥调节作用,或经垂体门脉系统到达腺垂体,调节其靶细胞的激素合成和分泌。

2.激素的分泌节律和周期性

激素分泌的节律有脉冲节律和昼夜节律两种。

(1)脉冲节律:许多激素呈脉冲性分泌。在激素清除率相对恒定的状态下,激素的血浓度主要受脉冲频率和振幅的影响。一般来说,激素半衰期越短,脉冲变化越明显。

(2)昼夜节律:某些激素(如促肾上腺皮质激素、皮质醇、生长激素、褪黑素等)的分泌具有昼夜节律性,可能与光照和睡眠等因素有关。

三、内分泌系统的调节

(一)神经系统与内分泌系统的相互调节

下丘脑对人体内分泌系统有重要调控作用,大部分内分泌腺体和激素分泌细胞直接受下丘脑支配。下丘脑含有神经核团,具有神经内分泌功能,可合成和释放激素,经垂体门静脉系统进入腺垂体,调节腺垂体各种激素的合成和释放,进而调控全身各靶腺器官的功能。下丘脑对垂体功能调节的激素大致分为两类:一类具有兴奋和刺激作用,称为释放激素,如促甲状腺激素释放激素和促肾上腺皮质激素释放激素;另一类具有抑制作用,称为抑制激素,如生长抑素等(表 1-1)。

表 1-1　下丘脑、垂体激素及靶腺激素

下丘脑激素	垂体激素	靶腺激素
生长激素释放激素	生长激素	胰岛素样生长因子 1
促肾上腺皮质激素释放激素	促肾上腺皮质激素	皮质醇
促甲状腺激素释放激素	促甲状腺激素	甲状腺激素
促性腺激素释放激素	黄体生成激素	睾酮(男性)
	卵泡刺激素	雌二醇、孕酮(女性)

下丘脑是中枢神经系统的一部分,为联系神经系统和内分泌系统的枢纽。下丘脑受中枢神经系统其他部位的调控,中枢神经系统的活动可通过神经传导、神经递质,如去甲肾上腺素、乙酰胆碱、5-羟色胺等,影响下丘脑的活动,进而对内分泌系统产生影响。

内分泌系统通过所分泌的激素对中枢神经系统(包括下丘脑)产生影响,也可通过激素的调节产物间接对中枢神经系统发挥调节作用。如甲状腺激素可促进中枢神经系统的发育,并提高其兴奋性;肾上腺糖皮质激素也可使中枢神经系统的兴奋性增高,并可通过对血糖及电解质的影响间接调节中枢神经系统的功能。

(二)内分泌系统的反馈调节

下丘脑、垂体与靶腺(甲状腺、肾上腺皮质和性腺)之间存在着明确的反馈调节。促肾上腺皮质激素释放激素通过垂体门静脉而刺激垂体促肾上腺皮质激素分泌细胞分泌促肾上腺皮质激素,促肾上腺皮质激素水平增高又刺激肾上腺皮质束状带分泌皮质醇,使血液皮质醇水平升高。促肾上腺皮质激素及升高的皮质醇反过来可作用在下丘脑,抑制促肾上腺皮质激素释放激素的分泌,升高的皮质醇也抑制促肾上腺皮质激素的释放,从而减少肾上腺分泌皮质醇。皮质醇水平降低后对下丘脑和垂体的抑制作用减弱,促肾上腺皮质激素释放激素和促肾上腺皮质激素分泌又增多,从而促进皮质醇的分泌。这种通过兴奋和抑制交互发生达到相互制约保持平衡的机制称为反馈。外周激素水平升高对下丘脑和垂体产生抑制者称为负反馈。反馈调节是机体保持内分泌功能正常、激素水平相对恒定、机体环境稳定的重要机制。

反馈调节也见于激素与相应的调节物之间。如血糖升高可刺激胰岛β细胞分泌胰岛素而使血糖下降,血糖下降后对胰岛β细胞的刺激作用减弱,当血糖下降到一定水平后可抑制胰岛素的分泌。此外,抗利尿激素与血容量及血浆渗透压,肾素-血管紧张素-醛固酮与血钠,甲状旁腺激素与钙、磷之间均存在着反馈调节。

(三)免疫系统和内分泌的相互调节

免疫系统和内分泌系统之间也存在着一定的联系和相互调节。肾上腺糖皮质激素对免疫系统有一定的抑制作用,超生理剂量糖皮质激素可减少抗体形成、促使淋巴细胞死亡;性激素对免疫系统也有一定的影响,是自身免疫性疾病男女性别间发病率差异较大的重要原因之一。近来研究表明,神经内分泌细胞上也有白细胞介素(interleukin,IL)及胸腺肽等细胞因子受体,因此免疫系统可通过细胞因子影响神经内分泌系统的功能。例如,在下丘脑神经元上有 IL-1 特异性结合受体,IL-1 通过其受体作用于促肾上腺皮质激素释放激素神经元,促使促肾上腺皮质激素释放激素的合成与释放;IL-2 可促进催乳素、促甲状腺激素、促肾上腺皮质激素、黄体生成激素、卵泡刺激素、生长激素等激素的释放。

总之,内分泌系统通过严密的自身反馈调节保持其功能的稳定和激素水平的恒定,内分泌系统与神经系统和免疫系统的相互作用及调节对维持机体内环境的稳定发挥着重要作用。

第二节　内分泌与代谢疾病的诊治

一、内分泌与代谢系统的疾病分类

内分泌疾病涉及面广,病因各异,临床表现复杂多样。临床大致从以下几方面考虑进行分类:按功能状况进行分类可分为功能亢进、功能低下、功能正常;按解剖结构分类可分为增大、萎缩、结节或肿瘤;根据病变部位在下丘脑、垂体还是在外周靶腺而分为原发性和继续性,如因垂体损伤导致促甲状腺激素下降而引起的甲状腺功能减退称为继发性甲状腺功能减退,而由甲状腺本身病变引起者称为原发性甲状腺功能减退;按病因可分为自身免疫性、遗传性、激素不敏感(抵抗)、异位内分泌综合征等。

二、内分泌与代谢系统疾病的诊断原则

完整的内分泌疾病诊断应包括功能诊断、病理诊断和病因诊断 3 个方面。典型患者通过临床表现即可作出诊断,轻症不典型患者需要结合实验室检查方可作出诊断。

(一)临床表现

近年来实验及检查技术的进展给内分泌疾病的诊断提供了重要的辅助手段,但临床表现仍然是诊断内分泌疾病的主要依据。大部分激素进入血液后对全身组织器官都会产生影响,因此在内分泌疾病的诊断过程中首先要注意全面的病史采集和详细的体格检查,同时也要熟悉下述常见症状和体征,以便在临床诊疗过程中迅速抓住重点并指导进一步的实验检查。

1.身材过高或矮小

身高是判断体格发育的重要指标之一。种族、遗传、营养状态、经济状况和躯体疾病均可影响身高,但身高明显增高或矮小大部分是内分泌疾病所致。引起矮小症的疾病有生长激素释放激素或其受体基因突变、生长激素缺乏或不敏感综合征、胰岛素样生长因子 1 缺乏及性腺功能减退(如无睾症、Turner 综合征、弗勒赫利希综合征、单一性促性腺激素缺乏综合征)等。引起身材过高的疾病有生长激素瘤、Klinefelter 综合征等。

2.肥胖与消瘦

肥胖指体内脂肪堆积过多和/或分布异常,是遗传和环境因素共同作用的结

果,可分为单纯性肥胖和继发性肥胖。消瘦指摄入的营养低于机体需要量,体重低于理想体重的 10% 以上,常见于糖尿病等内分泌代谢疾病和消化系统疾病,短期内体重明显下降者应警惕恶性肿瘤病变。

3. 多饮、多尿

糖尿病、尿崩症、精神性烦渴、醛固酮增多症、甲状旁腺功能亢进症、肾小管酸中毒等患者均可有多饮、多尿表现。

4. 高血压伴低血钾

高血压和低血钾同时出现是原发性醛固酮增多症的特征性表现,还可见于原发性高血压使用利尿剂、肾小管酸中毒、Fanconi 综合征、失钾性肾病、Liddle 综合征、肾素瘤、17α-羟化酶缺乏症、11β-羟化酶缺乏症及服用甘草制剂等。

5. 皮肤色素沉着

与皮肤色素沉着相关的激素有促肾上腺皮质激素及其前体,雌激素和孕激素。前者的分子中含有黑色素细胞刺激素,后者可刺激黑色素细胞合成和分泌黑色素。临床上引起全身性皮肤色素沉着的疾病有原发性肾上腺皮质功能减退症、Nelson 综合征、先天性肾上腺皮质增生症、异位促肾上腺皮质激素综合征、促肾上腺皮质激素依赖性 Cushing 综合征等。引起局部皮肤色素加深的疾病有胰岛素抵抗(黑棘皮病)、桥本甲状腺炎综合征等。

6. 多毛与毛发脱落

正常毛发的生长量和分布与种族、遗传及性激素水平等有关。引起全身性多毛的主要内分泌代谢病有多囊卵巢综合征、先天性肾上腺皮质增生症、Cushing 病、分泌雄激素的卵巢肿瘤等。雄激素减少可引起全身毛发脱落、细而失去光泽,见于各种原因引起的睾丸功能减退症、肾上腺皮质功能减退症和卵巢功能减退症等。

7. 皮肤紫纹与痤疮

紫纹是 Cushing 综合征的特征性表现。病理性痤疮见于 Cushing 综合征、先天性肾上腺皮质增生症、多囊卵巢综合征及分泌雄激素的卵巢肿瘤等。

8. 溢乳和闭经

溢乳和闭经常同时存在,但也可只有溢乳而无闭经,这与血清催乳素增高和卵巢功能紊乱有关。溢乳和闭经是催乳素瘤的特征性表现。甲状腺功能减退症未治疗者血清促甲状腺激素释放激素常增高,促甲状腺激素释放激素有兴奋催乳素细胞的作用,故可有溢乳表现。其他导致垂体柄受压或断裂的疾病也可引起溢乳和闭经。

在分析内分泌代谢疾病的临床表现时还应考虑以下几个特点。

(1)大部分内分泌代谢病表现为有多种症状和体征的综合征或症候群,需将这些表现综合分析方可作出正确诊断。如大便次数增多、腹泻是甲状腺功能亢进症的表现之一,如果与心悸、多汗、体重减轻等一起考虑就很容易作出甲状腺功能亢进的诊断,但如果只局限在消化道考虑问题就可能会误诊为结肠疾病。口渴、多饮既是糖尿病的表现,也是尿崩症的表现,如果同时有多食和体重减轻可考虑糖尿病,如果有脑部外伤和其他颅脑疾病史则要考虑尿崩症。

(2)部分内分泌代谢病有特异的临床表现,通过这些特征性表现即可作出确定性诊断,如浸润性突眼是弥漫性毒性甲状腺肿的特征性表现;紫纹是 Cushing 综合征的特征性表现;身材异常高大是巨人症的特征性表现。

(二)实验室和辅助检查

1.血液和尿液生化检查

该检查既是对机体代谢状况的全面了解,也可提供内分泌激素异常的间接证据。如甲状腺功能减退患者由于机体代谢减慢可致血脂谱异常,表现为胆固醇和甘油三酯升高;甲状腺功能亢进患者可因骨转化增快而致碱性磷酸酶升高、血钙增高、尿钙增多。很多激素对血液中某些粒子和物质有直接调节作用,通过这些调节物的变化可间接了解血液中相应激素的水平。如血糖水平可反应胰岛素的水平或作用;皮质醇升高也可引起血糖升高或糖尿病;腺垂体功能减退或肾上腺功能减退可引起低血糖;钙、磷变化与甲状旁腺激素的水平密切相关;醛固酮增高可使尿中钾的排出增多。

2.激素及其代谢产物测定检查

由于检测技术的不断发展和进步,现在几乎所有激素都可以准确测定,这大大提高了内分泌代谢疾病的诊断水平。在分析激素和代谢产物的测定结果时要注意以下几点:①目前所建立的血液检测正常值以早晨空腹为标准,故一般应早晨空腹采血。②促肾上腺皮质激素和皮质醇有很强的昼夜节律性,故采血时间应以早晨8点左右为宜。必要时需测定下午及午夜的激素水平以了解其昼夜变化情况。其他有昼夜节律变化或受白日活动影响较大者也应在相对固定的时间节点采血。③有明确反馈调节的激素,同时测定调节和被调节激素可更准确的判断激素的病理分泌状况。④血液中的激素分结合激素和游离激素两种,只有游离激素才能进入细胞发挥作用,故理论上游离激素能够真正反映内分泌腺体的功能状况。一般所测激素为结合激素和游离激素的总和。通常情况下结合激素和游离激素的比例非常恒定,两者均随腺体功能的变化而改变,故测定总激素水平即可反映腺体的功能情况。但当有影响激素结合量的因素存在时就需要测定游离激素。⑤测定 24 小时尿中激素或其代谢产物也可对腺体功能作出判断。如测定 24 小时尿中的香草杏仁酸、甲氧肾上腺素和去甲肾上腺素总量可判断体内肾上腺素和去甲肾上腺素的生成量,协助嗜铬细胞瘤的诊断;测定 24 小时尿游离皮质醇和 17-羟、17-酮类固醇可协助肾上腺皮质功能异常的诊断。

3.激素分泌的动态试验

激素分泌的动态试验包括兴奋试验和抑制试验。上述检查不能作出诊断者可借助此类试验进一步明确诊断。通过特定方法给腺体一定的刺激观察其激素分泌情况称为兴奋试验或刺激试验,相反则称为抑制试验。如促甲状腺激素释放激素可刺激垂体分泌促甲状腺激素,注射促甲状腺激素释放激素后促甲状腺激素分泌不增高或达不到正常幅度说明垂体有病变且伴有促甲状腺激素分泌受损。口服地塞米松可抑制促肾上腺皮质激素的分泌,口服不同剂量的地塞米松观察对促肾上腺皮质激素及皮质醇分泌的影响可确定皮质醇增多症的诊断,并判断其病变部位。上述两种激素分泌的动态试验前者为兴奋试验,后者为抑制试验。

4.静脉插管采血测定激素检查

当血中某种激素水平升高,而常用的定位检查方法不能准确定位时可采用此方法协助查找病变部位。

5.影像学检查

(1)超声检查:甲状腺、肾上腺、胰腺、性腺和甲状旁腺的形态改变均可行 B 超检查协助诊断。由于甲状腺位置表浅,加之超声设备分辨率的提高,现在可以检测出 2～3 mm 的结节。

(2)X 线、计算机断层扫描、磁共振成像、正电子发射计算机断层扫描检查:计算机断层扫描、磁共振成像可对垂体、肾上腺、甲状腺及胰腺和性腺(睾丸)的形态改变及肿瘤作出较为准确的判断。薄层扫描或动态增强可提高对微小病变的检出率。通过 X 线片观察蝶鞍增大,蝶骨变薄,前或后床突抬高等征象诊断垂体占位病变,以及通过腹膜后充气造影诊断肾上腺病变的方法基本淘汰。正电子发射计算机断层扫描可提供代谢功能方面的信息。

(3)放射性核素检查:甲状腺具有浓聚碘的功能,观察甲状腺对碘的摄取可协助判断甲状腺或甲状腺结节的功能。碘标记的胆固醇-肾上腺扫描可对有功能的肾上腺皮质腺瘤作出定位诊断。锝-99m-甲氧基异丁基异腈双时相法进行甲状旁腺和甲状腺双重显影可用于甲状旁腺腺瘤的诊断和定位。铟-111 或锝-99m 标记的生长抑素受体显像对许多神经内分泌及非神经内分泌肿瘤均有较高的灵敏度,是目前胃泌素瘤、胰岛素瘤、胰高血糖素瘤等肿瘤术前定位的首选方法。

(4)选择性动脉造影检查:对于直径小、不能用计算机断层扫描和磁共振成像等方法作出定位诊断的肿瘤性病变可采用此方法。肿瘤组织血运较丰富,造影时病变部位显影较强。

6.病理检查

细针穿刺细胞检查是推荐用于诊断甲状腺和甲状旁腺疾病的方法。睾丸病变也可通过穿刺获取标本进行病理检查。

7.免疫学检查

很多内分泌疾病为自身免疫性疾病,通过测定血中相应的抗体可作出诊断和鉴别诊断。例如,有甲状腺功能亢进表现且血中有促甲状腺激素受体抗体提示为弥漫性毒性甲状腺肿;胰岛细胞抗体是诊断 1 型糖尿病的重要依据。

8.染色体检查和致病基因分析

一些内分泌和代谢病是由染色体畸变引起的,如 Turner 综合征缺失一个 X 染色体(或嵌合体或 X 染色体畸形);Klinefelter 综合征则多一个 X 染色体或嵌合染色体等。这些疾病可通过染色体检查而诊断。通过基因分析可确诊因基因异常所致的内分泌代谢病。

三、内分泌与代谢系统疾病的防治原则

在内分泌代谢疾病的防治策略上仍应坚持预防为主的原则。现有的循证医学研究结果表明,部分内分泌代谢疾病可通过预防而有效地控制疾病的发生和发展。食盐加碘对碘缺乏病的预防就是一个成功的典范。糖尿病也是一个可预防的疾病,饮食控制、增加运动、肥胖者减轻体重均可预防糖尿病的发生。其他可预防的内分泌代谢病有肥胖、异常脂蛋白血症、痛风和席汉综合征等。

内分泌代谢疾病的治疗主要包括病因治疗和对症治疗。病因明确且治疗有效的疾病(如营养性疾病和由环境因素引起的内分泌代谢病)多能针对病因进行治疗。目前利用分子生物学技术已使许多内分泌代谢疾病的病因得以明确,但对因治疗的方法尚少。现已明确许多疾病与基因功能或免疫异常有关,但临床上针对上述病因的治疗方法尚不成熟。因此,目前对大部分内分泌代谢疾病的内科治疗仍以对症治疗为主。肿瘤和结节病变则以手术治疗为主。

(一)内分泌功能减退的治疗

1.激素补充或替代治疗

凡腺体功能低下者均可用相应的激素行替代治疗,如垂体性侏儒症可采用人工合成的生长激素治疗;甲状腺功能低下用左甲状腺素或干甲状腺片治疗。糖尿病的胰岛素治疗也属于激素补充和替代治疗。目前大部分激素都可人工合成,从而使内分泌功能低下的治疗效果大为改观。

2.药物治疗

利用化学物质刺激激素分泌或增强某种激素的作用可治疗某些内分泌功能减退症,如卡马西平、氢氯噻嗪可治疗中枢性尿崩症;磺脲类药物治疗糖尿病等。

3.移植治疗

某些内分泌功能减退症可用同种器官、组织或细胞移植治疗。如胰腺、胰岛或胰岛细胞移植可治疗 1 型糖尿病;肝移植可治疗酮代谢障碍引起的 Wilson 病和苯丙酮尿症等。

(二)内分泌功能亢进的治疗

1.手术治疗

功能亢进性肿瘤和增生性病变,如弥漫性毒性甲状腺肿、Cushing 病、垂体瘤、甲状旁腺瘤等可用手术治疗。

2.药物治疗

用药物抑制或阻滞激素的合成和分泌是治疗内分泌功能亢进症的常用方法。例如,咪唑类和硫脲类药物治疗甲亢;酮康唑、氨鲁米特和美替拉酮治疗库欣综合征;酚妥拉明和洛帕米治疗嗜铬细胞瘤性高血压;螺内酯治疗醛固酮增多症等。有些药物可竞争性抑制激素与受体的结合而降低激素外周作用,如环丙孕酮可治疗中枢性性早熟,与雌激素联合治疗女性多毛症。此外,抑制促激素分泌的神经递质或其激动剂也可达治疗目的。例如,血清素阻滞剂赛庚啶可治疗 Cushing 病和催乳素瘤;生长抑素可抑制多种激素的分泌,临床上用于生长激素瘤、胰岛素瘤、胰高血糖素瘤及胃泌素瘤等的治疗;地塞米松通过抑制垂体促肾上腺皮质激素而治疗糖皮质激素依赖性醛固酮增多症等。

3.核素治疗

利用某些内分泌腺体具有浓聚某种化学元素的特点,用其放射性核素的射线对其治疗,达到减少内分泌组织、降低内分泌功能的目的。如碘-131 可治疗甲亢、高功能结节或分化性甲状腺癌;碘-131 标记的胆固醇治疗肾上腺皮质肿瘤等。

4.放射治疗

X 线、直线回旋加速器、γ 刀等可用于治疗内分泌肿瘤或作为手术后的辅助治疗。

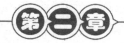

下丘脑-垂体疾病

第一节　腺垂体功能减退症

　　腺垂体功能减退症指由不同病因引起腺垂体全部或大部分受损,导致一种或多种腺垂体激素分泌不足或绝对缺乏所致的临床综合征。腺垂体功能减退症是临床上较常见的内分泌疾病,其病因和临床表现多种多样。发生在成年人的腺垂体功能减退症又称为西蒙病。妇女因产后大出血引起腺垂体缺血性坏死所致的腺垂体功能减退症由英国医师 Sheehan 在 1953 最先报道,称为希恩综合征(Sheehan 综合征),其临床表现最为典型。严重的患者可在某些诱因促发下,或因治疗不当而诱发垂体危象。该病发病年龄以 21～40 岁最为多见,也可发生于儿童期。本节主要介绍成人腺垂体功能减退症。

一、病因与发病机制

　　腺垂体功能减退症是一种多病因的疾病。按照发病部位不同,一般将由腺垂体本身病变引起者称为原发性,由下丘脑、中枢神经系统病变及垂体门脉系统受损等导致的各种释放激素分泌不足引起者称为继发性。常见的病因为垂体瘤及产后垂体缺血性坏死。在发达国家,Sheehan 综合征发生率较低,仅占垂体功能低下患者的 5%。在发展中国家,过去 Sheehan 综合征较为多见,近年来由于医疗水平的提高,在城市中该病因所引起者已减少,但在农村和偏远地区仍非少见。目前,垂体瘤是造成腺垂体功能减退症的最常见病因,约占该病的 50%。

(一)垂体、下丘脑等附近肿瘤

　　体积较大的腺瘤常压迫正常垂体组织,或压迫到垂体柄而妨碍垂体正常组织的血液供应,或影响下丘脑释放或抑制激素的分泌而造成腺垂体功能减退。

如巨大的垂体瘤、颅咽管瘤、脑膜瘤、松果体瘤,以及下丘脑、视交叉附近的胶质瘤和错钩瘤等。转移癌、白血病、淋巴瘤和组织细胞增多症引起的本症少见。部分患者的垂体肿瘤切除后,其腺垂体功能减退症状可以恢复,但如病程较长,正常垂体组织已发生不可逆变化,则不可恢复。由垂体肿瘤发生急性出血导致垂体卒中而引起的功能减退也不少见。成人最常见者为垂体腺瘤,其造成的腺垂体功能减退症常同时伴有肿瘤分泌的激素水平升高及其相应靶腺器官功能亢进的表现。

(二)产后腺垂体萎缩及坏死

常由于与分娩相关的产后大出血(胎盘滞留、前置胎盘)、产褥感染、羊水栓塞或感染性休克等病因所引起,垂体血管痉挛或发生弥散性血管内凝血,继而垂体门脉系统缺血而导致垂体坏死。病变发生的病理基础目前认为仍然与妊娠时的生理改变相关。在妊娠时,雌激素刺激垂体分泌催乳素增加,垂体明显增生肥大,较孕前增长 2～3 倍。增生肥大的垂体受蝶鞍骨性限制,在急性缺血肿胀时极易损伤,加以垂体门脉血管无交叉重叠,缺血时不易建立侧支循环,因此当发生分娩大出血,供应腺垂体及垂体柄的动脉发生痉挛而闭塞,使垂体门脉系统缺血而导致垂体坏死萎缩。另一种观点认为,垂体坏死的发生与弥散性血管内凝血有关,子痫、羊水栓塞、胎盘早期剥离和产褥热等都可以引起弥散性血管内凝血。由于神经垂体的血流供应不依赖门脉系统,故产后出血所引起者一般不伴有神经垂体坏死。腺垂体缺血性坏死也可发生于有血管病变的糖尿病或妊娠期糖尿病患者,其他血管病变如结缔组织病、镰形细胞性贫血、颞动脉炎、海绵窦栓塞、颈动脉瘤等亦可引起本病。

(三)手术、创伤或放射性损伤

严重颅脑外伤可直接损伤到垂体组织或造成垂体柄断裂,引起腺垂体功能减退,可同时累及神经垂体而并发尿崩症。手术切除,如垂体瘤术后等发生的急性腺垂体功能减退往往由于垂体或垂体柄损伤所致。垂体瘤放射治疗或鼻咽癌等颅底及颈部放射治疗后均可引起本症。在放射治疗若干年后,部分患者可出现垂体功能减退。文献报道垂体手术加放射治疗 5 年内垂体功能减退的发生率高达 67.55％。本病也可见于电离辐射 10 年后,可能由门脉血管炎所致。近年来随着显微外科、立体定向外科技术的发展,放射治疗中垂体正常组织受损的机会明显降低,从而垂体功能减退症的发生率及严重性也有明显改善。

（四）感染和浸润性疾病

各种病毒性、结核性、化脓性脑膜炎、脑膜脑炎、流行性出血热、病毒、真菌和梅毒等均可直接破坏腺垂体或影响下丘脑，引起下丘脑-垂体损伤而导致功能减退。结节病、组织细胞增多症、嗜酸性肉芽肿病、白血病、血色病及各种脂质累积病，甚至转移性肿瘤（较常见的有乳癌和肺癌）侵犯到下丘脑和脑腺垂体也可引起腺垂体功能减退。

（五）自身免疫性疾病

自1962年首次报道淋巴细胞性垂体炎以来，已有近百例此类患者，好发于女性，男女比例约为1∶7，多发生于妊娠期或产后，是一种自身免疫性疾病，也可伴有其他内分泌腺体的自身免疫性损伤（如甲状腺炎、肾上腺炎、卵巢炎、睾丸炎、萎缩性胃炎和淋巴细胞性甲状旁腺炎等）。病变垂体有大量淋巴细胞和浆细胞浸润，偶见淋巴滤泡形成，初有垂体肿大，继而纤维化和萎缩等。其临床表现类似垂体肿瘤。

（六）遗传性（先天性）腺垂体功能减退

临床报道较罕见，主要有两种。一种是由于调节垂体发育的基因突变或缺失导致垂体先天性发育不良。在腺垂体的胚胎发育中，由于同源框转录因子突变导致一种或多种垂体分泌的激素异常。PIT1基因显性突变引起生长激素、催乳素和促甲状腺激素缺乏，POUF1的突变可致严重的腺垂体功能减退。另一种是由于先天性下丘脑、垂体或其附近的脑组织畸形累及垂体所致，其特点是有新生儿低血糖，出生时矮小，鞍鼻，外生殖器小，伴多种腺垂体激素缺失，完全性生长激素缺如，可伴视神经发育不全，下丘脑垂体发育异常等。

（七）特发性腺垂体功能减退症

确切病因尚不明确，可能是由于某种自身免疫现象引起，有些患者具有遗传背景。发病多与营养、心理、精神和环境因素有关。

（八）其他

一些血管病变亦可累及腺垂体，如广泛性动脉硬化，糖尿病性血管病变可引起垂体缺血坏死，颞动脉炎、海绵窦血栓常导致垂体缺血，引起垂体梗死。

二、临床表现

本病的临床症状可分为与病因有关的表现和腺垂体功能减退的表现。本病患者如未获得及时诊断和治疗，发展至后期容易在各种诱因的促发下发生垂体危象。

(一)与病因有关的临床表现

因原发疾病不同临床表现多变。Sheehan 综合征患者有难产而产后大出血、休克或其他感染等并发症。产后患者极度虚弱,无乳汁分泌,可有低血糖症状,产后全身状态恢复差,无月经来潮。

垂体内或其附近肿瘤引起者可出现压迫症状,症状随被压迫的组织功能损伤情况而定。最常见为头痛和视神经交叉受压引起的视野缺损。X 线示蝶鞍扩大,床突被侵蚀与钙化点等病变,有时可出现颅内压增高的症状。病变累及下丘脑时可出现下丘脑综合征,如厌食或多食,睡眠节律改变,体温异常等。垂体瘤或垂体柄受损,门脉阻断时,由于多巴胺作用减弱,催乳素分泌增多,女性呈乳溢、闭经与不育,男性诉阳痿。

其他由手术、感染和创伤等引起者各有其相关病史及表现。

(二)腺垂体功能减退的表现

腺垂体功能减退的临床表现取决于患者的发病年龄、性别、腺垂体组织的毁坏程度、各种垂体激素减退的速度及相应靶腺萎缩的程度。一般认为,腺垂体组织毁坏 50% 以下时,可无任何临床表现;破坏 75% 时,症状明显;达 95% 以上时,则出现完全性、持续性严重的腺垂体功能减退表现。但上述关系并非绝对。

腺垂体激素分泌不足的表现大多是逐步出现,催乳素和生长激素是最易累及的激素,其次为促性腺激素(促卵泡激素和黄体生成激素)及促甲状腺激素。促肾上腺皮质激素缺乏较少见。以 Sheehan 综合征为例,最早是催乳素分泌不足而出现产后无乳、乳房萎缩,以及生长激素分泌不足出现乏力、低血糖。这是因为催乳素和生长激素不经过靶腺,而是直接作用于器官组织的缘故。继之,黄体生成激素和促卵泡激素分泌不足,出现闭经、不育、性欲减退、乳房及生殖器官萎缩等。最后,往往于若干年后才出现促甲状腺激素和促肾上腺皮质激素的分泌不足的症状。促肾上腺皮质激素明显不足时可危及生命,而促性腺激素不足不易引起人们的注意。因此,相当一部分轻症患者仅表现为疲乏无力、体力衰退、胃纳减退、月经少和产后无乳等不易引人注意的症状,若干年后因应激诱发危象而就诊。

1.促性腺激素和催乳素分泌不足综合征

女性患者产后无乳、乳腺萎缩、长期闭经与不育为本症的特征。毛发常脱落,尤以腋毛、阴毛为明显,眉毛稀少或脱落。女性生殖器萎缩,宫体缩小,会阴部和阴部黏膜萎缩,常伴阴道炎。男性胡须稀少,伴阳痿,睾丸松软缩小,体力衰弱,易于疲乏,精神不振等症状。性欲减退或消失,如发生在青春期前可有第二性征发育不全。雌激素不足还会导致骨质疏松,并增加冠状动脉疾病的危险性。雄激素不足使肌肉萎缩、无力。

2.促甲状腺激素分泌不足综合征

促甲状腺激素分泌不足综合征属继发性甲状腺功能减退,临床表现常较原发性甲状腺功能减退症轻,患者常诉畏寒、乏力、皮肤干燥而粗糙、苍黄、弹性差、少光泽和少汗等,但出现典型的黏液性水肿者较少。较重患者可有食欲减退、便秘、反应迟钝、表情淡漠和记忆力减退等。部分患者可出现精神异常,表现为幻觉、妄想、木僵或躁狂,严重者可发生精神分裂症等。

3.促肾上腺皮质激素分泌不足综合征

促肾上腺皮质激素分泌不足主要影响糖皮质激素,表现为继发性皮质醇分泌不足,而盐皮质激素醛固酮所受影响较小。早期或轻症患者的症状往往不明显。患者常见症状有极度疲乏、体力衰弱。有时,食欲缺乏、恶心、呕吐、体重减轻、脉搏细弱、血压低和体质孱弱。患者的机体免疫力、防御和监护系统功能较差,故易发生感染。重症患者有低血糖症发作,对外源性胰岛素的敏感性增加。肤色变浅,面容及乳晕等处苍白,这是由于促肾上腺皮质激素-促脂素中黑色素细胞刺激素分泌减少所致,与原发性肾上腺皮质功能减退症的皮肤色素沉着迥然不同。

4.生长激素不足综合征

本病患者生长激素缺乏在儿童可引起生长障碍,表现为矮小症。但是成人生长激素不足,由于没有特征性临床表现,过去一直未受到应有的重视。垂体腺瘤及其手术和放射治疗,以及其他原因所导致垂体功能减退,生长激素是最易累及的激素,许多患者甚至在垂体其他激素分泌减少不是很明显时,实际上已伴有垂体生长激素的缺乏。生长激素不足表现为身体组分的改变,包括肌肉组织异常减少,肌肉张力和运动能力常常减弱,以及腹部脂肪组织增加,引起腰围/臀围比率增加;骨密度尤其是小梁骨减少;血总胆固醇、低密度脂蛋白胆固醇水平升高;心理和行为异常;同时可使成年人纤溶酶原活性抑制剂的活性增加和血纤维蛋白原升高,从而增加动脉血栓形成的概率。患者心血管疾病的发生率增高,寿命缩短。

(三)垂体危象

腺垂体功能减退危象多发生在较严重的患者。由于机体对各种刺激的应激能力下降,各种应激,如感染、劳累、腹泻、呕吐、失水、饥饿、受寒、停药、创伤、手术、麻醉及服用镇静安眠类药物、降血糖药物等常可诱发垂体危象及昏迷。

临床上可分以下几种类型:①低血糖性昏迷,最常见,在糖皮质激素和生长激素同时缺乏的患者更易发生。其原因可能是自发性的,即由于进食过少引起,或由于胰岛素所诱发。②感染性昏迷患者由于机体抵抗力低下,易于发生感染,且感染后易于发生休克、昏迷。体温可达 40 ℃,脉搏往往不相应地增加,血压降低。③低体温性昏迷,此类危象常发生于冬季,起病缓慢,逐渐进入昏迷,体温很低,可在 26~30 ℃。④水中毒性昏迷,由于患者缺乏皮质醇,利尿功能减退,常因摄入水过多发生,细胞外液呈低渗状态,引起细胞内水分过多,细胞代谢和功能发生障碍。患者表现为淡漠、嗜睡、恶心、呕吐、精神紊乱和抽搐,最后陷入昏迷。⑤低钠性昏迷,因胃肠紊乱、手术、感染等所致钠丢失而机体无法代偿,患者可出现周围循环衰竭、昏迷等。⑥镇静、麻醉药物性昏迷患者对镇静、麻醉剂甚为敏感,一般常用剂量即可使患者陷入昏睡,甚至昏迷。⑦垂体卒中,由垂体肿瘤急性出血所致,起病急,患者突发严重头痛、颈项强直、眩晕和呕吐,很快陷入昏迷。临床上往往呈混合型,表现为精神失常、谵妄、高热或低温、恶心、呕吐、低血糖症状、低体温、低血压、昏厥、昏迷和惊厥等一系列症状。

三、实验室检查

下丘脑、垂体与靶腺激素测定有助于了解内分泌功能,兴奋试验进一步明确相应靶腺激素的储备及反应性,可帮助判断病变部位在下丘脑或垂体。

(一)下丘脑-垂体-性腺轴功能检查

女性需测定血促卵泡激素、黄体生成激素及雌二醇;男性测定血促卵泡激素、黄体生成激素和睾酮。由于促卵泡激素和黄体生成激素都是脉冲式分泌的,所以单次测定并不能反映垂体的功能状态。临床上性腺功能低下的患者,如女性检测其雌二醇水平低下,男性睾酮水平降低,但促卵泡激素和黄体生成激素水平在正常范围或偏低,则提示垂体储备能力降低。黄体生成激素释放激素兴奋试验有助于定位诊断,方法为静脉注射黄体生成激素释放激素 100~200 μg 后于 0 分钟、30 分钟、45 分钟和 60 分钟分别抽血测促卵泡激素、黄体生成激素,在 30~45 分钟时出现分泌高峰为正常。如反应较弱或高峰延迟出现提示病变位于下丘脑,如对黄体生成激素释放激素无反应,则提示病变部位在腺垂体。

(二)下丘脑-垂体-甲状腺轴功能检查

激素测定包括促甲状腺激素、T_3、T_4、FT_3 和 FT_4,此病由于是垂体促甲状腺

激素减少引起 T_3、T_4、FT_3、FT_4 水平低下,可与原发性甲状腺功能减退相区别,后者促甲状腺激素增高。疑为下丘脑病变所致时,需做促甲状腺释放激素兴奋试验进行鉴别。

(三)下丘脑-垂体-肾上腺皮质轴功能检查

24 小时尿游离皮质醇及血皮质醇均低于正常时,血促肾上腺皮质激素仍在正常范围或降低。24 小时尿游离皮质醇测定优于单次血清皮质醇测定。促肾上腺皮质激素释放激素兴奋试验有助于判断病变部位,静脉注射促肾上腺皮质激素释放激素 $1\,\mu g/kg$ 后,垂体分泌促肾上腺皮质激素功能正常者,15 分钟促肾上腺皮质激素可达高峰,促肾上腺皮质激素分泌功能减退患者则反应减退或无反应。

(四)生长激素测定

80%以上的腺垂体功能减退患者生长激素储备降低。由于正常人生长激素的分泌呈脉冲式,有昼夜节律,且受年龄、饥饿和运动等因素的影响,故一次性测定血清生长激素水平并不能反映生长激素的储备能力。血清胰岛素样生长因子-1(IGF-1)浓度亦是反映生长激素水平的有价值指标。胰岛素、精氨酸、L-多巴等兴奋试验有助于评估垂体的储备能力。为确诊有无成人生长激素缺乏,应行 2 项生长激素兴奋试验,其中胰岛素低血糖试验虽最为可靠,但需谨慎进行,尤其对于严重腺垂体功能减退症患者、60 岁以上且存在心脑血管潜在疾病的患者不宜采用。进一步行生长激素释放激素兴奋试验有助于明确病变部位。

(五)催乳素测定

垂体组织破坏性病变时血清催乳素水平降低,而下丘脑疾病由于丧失多巴胺对催乳素的抑制,催乳素很少降低,反而是升高的,因而催乳素的测定往往对病变的定位有帮助。促甲状腺释放激素及甲氧氯普胺兴奋试验可判断垂体分泌催乳素储备能力。

此外,本病患者生化检查常可发现低血糖,血钠、血氯常偏低,血钾大多正常。血常规检查多呈正常细胞正常色素型贫血,少数患者为巨幼红细胞性,一般为$(3\sim4)\times10^{12}/L$,白细胞总数偏低,分类计数中淋巴细胞及嗜酸粒细胞常偏高。

四、影像学检查

高分辨率计算机断层扫描术(computer tomography,CT)或磁共振成像

(magnetic resonance imaginy,MRI)（必要时进行增强）是首选方法。蝶鞍的头颅 X 线和视野测定提示有无肿瘤存在。无高分辨率 CT 或 MRI 时,可采用蝶鞍多分层摄片。怀疑鞍旁血管异常或血管瘤时可行脑血管造影。

五、诊断与鉴别诊断

本病诊断包括病因确定和对内分泌功能状态的评价,主要根据临床表现结合实验室功能检查和影像学检查,但须与以下疾病鉴别。

（一）神经性厌食

好发于年轻女性,表现为厌食、对体形观念异常、消瘦、乏力和畏寒,常伴有抑郁、固执,并出现性功能减退,闭经或月经稀少,第二性征发育差,乳腺萎缩,阴毛、腋毛稀少等症状。实验室检查除性腺功能减退（促性腺激素和性激素下降）较明显外,其余的垂体功能基本正常。

（二）多靶腺功能减退

患者由于多个垂体激素的靶腺出现功能低下易与本症混淆。如 Schmidt 综合征患者,常有皮肤色素加深及黏液性水肿。但本症患者往往皮肤苍白,黏液性水肿罕见。实验室检查可发现垂体激素水平升高,有助于鉴别。

此外,本病在临床上还需注意与原发性甲状腺功能减退症、慢性肾上腺皮质功能减退症及一些慢性消耗性疾病相鉴别。本病误诊的原因往往是只注意到本病的某一较突出的症状,而忽略了对整体病情的全面考虑。尤其部分患者因应激发生垂体危象昏迷而首次就诊,易误诊为脑血管意外、脑膜炎和心源性疾病等。当临床上遇到原因不明的昏迷患者,应考虑到腺垂体功能减退的可能,进行详细的病史询问和全面的体检。

六、治疗

首先积极行病因治疗,如颅内肿瘤,可行手术切除或放射治疗,因感染引起者,选用有效安全的抗生素治疗。防治产后大出血及产褥热等均可防止本病的发生。近年来,在积极推广妇幼卫生和围生期保健的基础上,发病率已显著下降。垂体瘤手术、放射治疗中也须注意预防此症。

（一）营养及护理

患者以高热量、高蛋白质及富含维生素的膳食为宜,饮食中适量注意钠、钾和氯的补充。尽量预防感染、劳累等应激刺激。若严重贫血,则可给予输血,加强支持治疗。

（二）激素替代治疗

本病一经诊断，需马上开始进行激素替代治疗。理论上以选择腺垂体激素最为合理，但此类激素属肽类，不易补充，且价格昂贵，长期应用易产生相应抗体而失效，故目前本病仍以靶腺激素替代治疗为主。根据检查结果，在了解患者肾上腺皮质、甲状腺和性腺激素水平减退情况的基础上，选择相应的激素替代治疗。由于替代激素的药代动力学与自身分泌的激素特性之间存在差异，以及各种病因的病理生理情况不同，要求替代激素的选择和给药方法必须个体化。临床上多为混合型，因此大多应用多种靶腺激素生理性剂量联合替代治疗。

1.补充糖皮质激素

糖皮质激素是需要首先补充的激素，尤其应优先于甲状腺激素，以免诱发肾上腺危象。首选氢化可的松，也可选用可的松、泼尼松等（需经肝脏转化为氢化可的松）。剂量应个体化，一般所需剂量为氢化可的松每天 12.5～37.5 mg，或泼尼松每天 2.5～7.5 mg，服用方法应模仿生理分泌的时间，以每天上午 8：00 服全日量 2/3、下午 14：00 服 1/3 较为合理。应注意，剂量需随病情而调节，当有感染、创伤等应激时，应加大剂量。根据应激刺激的大小，临时增加剂量，轻度应激（如感冒、轻度外伤等）原口服剂量加倍；中度应激（如中等手术、较重创伤等）加用氢化可的松100 mg/d，静脉滴注，分 2～3 次给药；重度应激（大手术、严重感染和重度外伤等）加用氢化可的松 200～400 mg/d，静脉滴注，分 3～4 次给药。应激消除后在数天内逐渐递减至平时剂量。

在糖皮质激素替代治疗过程中，需要定期监测患者的体质指数、腰围、血压、血糖、血电解质及血脂水平，警惕糖皮质激素过量引起代谢紊乱。疗效的判定主要根据临床表现评估。测定血浆促肾上腺皮质激素、皮质醇和尿游离皮质醇对疗效评估无意义。

2.补充甲状腺激素

该激素的补充须从小剂量开始，逐渐增加剂量，以免起始剂量过大而加重肾上腺皮质负担，诱发危象。可用干甲状腺片，从每天 10～20 mg 开始，数周内逐渐增加到 60～120 mg，分次口服。如用左甲状腺素，开始每天 25 μg，每 1～2 周增加 25 μg 直至每天用量 75～100 μg。对老年、心脏功能欠佳者，如初始应用大量甲状腺激素，可诱发心绞痛。对同时伴有肾上腺皮质功能减退者，应用甲状腺激素宜慎重，最好同时补充小量糖皮质激素及甲状腺激素。应强调的是，本病与原发性甲状腺功能减退治疗有所不同，应先补充肾上腺皮质激素，然后再用甲状腺激素或两种药物同时使用，这对于低体温的患者尤为重要。若单用甲状腺激素,可加重肾上腺皮质功能不全,甚至诱发垂体危象。当遇有严寒或病情加重时,应适当增加甲状腺激素用量,但同时也要相应调整皮质激素用量,以免导致肾上腺皮质功能不全。监测血清FT_3、FT_4水平来调节剂量,使FT_4水平在正常值范围的上半部分,促甲状腺激素水平对继发性甲状腺功能减退判断替代治疗剂量是否合适没有帮助。

3.补充性激素

育龄期妇女可采用人工月经周期治疗,已烯雌酚0.5~1.0 mg 或炔雌醇每天口服0.02~0.05 mg,连续服用25天,在最后5天(21~25天),同时每天加用甲羟孕酮4~8 mg口服,或每天加黄体酮10 mg肌内注射,共5天。停药1周。在停用黄体酮后,患者可出现撤退性子宫出血。现亦有多种固定配方的雌孕激素制剂便于患者使用。雌孕激素周期使用可维持第二性征和性功能。如患者有生育要求,可用人绝经期促性素或绒毛膜促性素以促进生育。如下丘脑疾病引起者还可用黄体生成激素释放激素(以微泵做脉冲式给药),以促进排卵。男性患者可用雄性激素补充,有益于促进第二性征发育,改善性欲,增强体力。常用十一酸睾酮胶囊(如安特尔)口服,通常起始剂量每天120~160 mg,连续服用2~3周,然后服用维持剂量,每天40~120 mg,应根据个体反应适当调整剂量。亦有针剂十一酸睾酮注射液(如思特珑),每月1次,肌内注射250 mg。

4.补充生长激素

补充生长激素过去一直未受到应有的重视,近十余年来,对于腺垂体功能减退症患者进行生长激素治疗有相当多的文献报道。1996年,美国食品药品管理局已正式批准基因重组人生长激素用于治疗成人生长激素缺乏症。但至今生长激素替代治疗剂量尚无统一的标准,具有高度个体化的特点。重组人生长激素能提高患者的生活质量、显著改善骨密度及降低心血管疾病的危险,但是否会导致肿瘤的复发及恶性肿瘤的发生,目前尚存争议。

(三)病因治疗

病因治疗包括垂体瘤手术切除或放射治疗等。

(四)垂体危象处理

去除诱因,适当加强营养,注意保暖,避免应激刺激,纠正水和电解质紊乱。对于可疑患者慎用或禁用巴比妥类安眠药、氯丙嗪等中枢神经抑制药、吗啡等麻醉剂,尽可能限制胰岛素和口服降糖药的使用。

1.补液

周围循环衰竭患者需及时补充生理盐水,对于低血糖患者需快速静脉注射

50％葡萄糖溶液 40～60 mL，继以 10％葡萄糖生理盐水静脉滴注。液体中加入氢化可的松，每天 100～200 mg，或用地塞米松注射液做静脉或肌内注射，亦可加入液体内滴入。

2.低温或高热

低温者须注意保暖，可用热水浴疗法，或用电热毯等使患者体温逐渐回升至 35 ℃以上，并给予小剂量甲状腺激素（需注意与糖皮质激素同用）。高热者用物理降温，并及时去除诱因，药物降温需慎用。

3.水中毒

水中毒可口服泼尼松 10～25 mg，或可的松 50～100 mg，或氢化可的松 40～80 mg，每6 小时1 次。不能口服者可补充氢化可的松 50～200 mg（或地塞米松 1～5 mg），缓慢静脉注射。

七、预后

极重症患者可因产后大出血休克或重度感染而死亡；轻症患者可带病生活数十年，但体质虚弱，体力明显下降，由于表现不明显，易延误诊断。经确诊并予以适当治疗者可维持较好的生活质量。

第二节　侏儒症

一、垂体性侏儒症

垂体性侏儒症是指在青春期生长发育以前，因下丘脑-垂体功能缺陷，生长激素释放激素-生长激素-生长介素任一环节分泌缺乏或生物效应不足所致的生长发育障碍，又称生长激素缺乏症。按病因可分为特发性和继发性两类；按病变部位可分为垂体性和下丘脑性两种；按受累激素的多少可分为单一性生长激素缺乏和伴垂体其他激素缺乏症的不同类型。

（一）病因及发病机制

1.特发性

特发性占 60％～70％，男性多见，原因不明，可分为单一性生长激素缺乏和伴垂体其他激素缺乏症的不同类型。

2.继发性

继发于下丘脑-垂体及其附近肿瘤、感染、创伤和手术等。使下丘脑-腺垂体或垂体门脉系统中断，生长激素释放激素不能到达腺垂体，致生长激素释放减少。儿童期长期大剂量应用肾上腺皮质激素也可引起。

3.遗传性

遗传性可分为遗传性单一生长激素缺乏，遗传性多种腺垂体激素缺乏，生长激素增多性侏儒症（如 Laron 综合征）等。

(二)临床表现

1.生长迟缓

大多数患儿出生时身高、体重正常，2 岁后生长节律逐渐变慢，与同龄正常人平均身高的差距随年龄增长而越来越明显。至成年时＜130 cm。骨龄延迟 2 年以上，身体比例似儿童，即上半身长于下半身。垂体性矮小者的智力与年龄相符，学习成绩与同龄者无差别。垂体性矮小症者的身材矮小，匀称协调，至成人后仍保持儿童外貌和矮小体型，皮肤较细腻而干燥，有皱纹，皮下脂肪丰满，身高不到 130 cm。

2.骨骼发育不全

长骨短小，骨化中心发育迟缓，骨龄相当于身高年龄，比年龄晚 4 年以上。骨骺延迟融合，常至 30 岁仍不融合，有的患者甚至终身不融合。

3.性器官不发育

至青春期后仍无第二性征出现，男性生殖器小似幼儿，睾丸小而软，常伴有隐睾；女性有原发性闭经，乳房不发育，臀部不发达，无女性体型，无腋毛及阴毛，外阴幼稚，子宫小。

4.特殊面容

面容幼稚，皮下脂肪丰富，成年后呈特征性"老小孩"模样。

5.智力

智力与年龄相等，虽然身材短小，性器官发育不良，但智力发育正常，学习成绩与同龄同学相仿。但久病后可有少数患者出现抑郁、反应迟钝和长期血糖偏低，可使智力减退。

6.垂体病变表现

特发性患者无垂体压迫症状表现，如是肿瘤引起，可有垂体、垂体周围组织或下丘脑受压的临床表现，如头痛、视力下降或视野缺损、尿崩、嗜睡、肥胖及垂体功能低下等表现。

(三)实验室检查

1.一般常规检查

其主要包括血常规、尿常规及相关生化检查,以了解全身基本情况。注意有无血吸虫病和肠寄生虫病。由于生长激素分泌呈脉冲式,峰值与谷值相差较大,故不能仅靠基础生长激素值来诊断本病。一般可根据需要和重点怀疑的病因选择必要的检查,如 T_3、T_4、FT_3、FT_4、促甲状腺激素、促肾上腺皮质激素、皮质醇、黄体生成激素、促卵泡激素、催乳素、睾酮和雌二醇等。

2.糖代谢紊乱

在口服葡萄糖耐量试验中,不少患者在服糖后 2～3 小时血糖偏低。部分患者可表现为糖耐量减退。口服葡萄糖耐量试验示糖尿病样曲线,血浆胰岛素分泌反应较正常差。用生长激素治疗后,糖耐量改善,胰岛素分泌增加。

3.垂体功能检查

对垂体性矮小症的诊断,常须做生长激素兴奋试验,如胰岛素低血糖试验、精氨酸兴奋试验、左旋多巴试验和可乐定试验等,一般选择两项。精氨酸和精氨酸与生长激素释放激素序贯联合试验。血清 IGF-1、血胰岛素样生长因子结合蛋白-3(IGFBP-3)测定对本病诊断亦有一定帮助。

(1)胰岛素低血糖-生长激素刺激试验。①原理:低血糖刺激脑内葡萄糖受体,激活单胺类神经元通过 α 受体促进生长激素释放激素分泌,同时抑制生长激素抑制激素分泌;②方法:普通胰岛素 0.1 U/kg 体重加入 2 mL 生理盐水中 1 次静脉注射。采血测生长激素的同时测血糖,血糖 <2.78 mmol/L 或比注射前血糖值降低 50% 以上为有效刺激。试验前试验后 30 分钟、60 分钟和 90 分钟采血测生长激素、血糖;③结果判断:刺激后生长激素峰值 10 μg/L 以上时为正常反应,<5 μg/L 为反应低下。

(2)左旋多巴-生长激素刺激试验。①原理:左旋多巴通过刺激生长激素释放激素促进生长激素的分泌;②方法:患者餐后服左旋多巴制剂 500 mg,体重 15～30 kg 者服 250 mg;服药前及服药后 30、60、90 和 120 分钟分别采血测生长激素值;③结果判断:正常人 60～120 分钟时生长激素 ≥7 μg/L,垂体性矮小者无反应。于口服左旋多巴前 20 分钟内上下楼梯 20 次左右可提高试验的反应性,称运动-左旋多巴试验。

4.其他检查

特发性侏儒症垂体可缩小,或垂体不发育;肿瘤引起者可有蝶鞍扩大、鞍上钙化;骨化中心发育迟缓,骨龄幼稚,一般延迟 4 年以上,有促甲状腺激素和促性腺激素缺乏者至 30 岁骨骺仍不融合。

(四)诊断依据

垂体性矮小症主要依据其临床特点和血清生长激素明显降低作出诊断,必要时可进行生长激素兴奋试验,如血清生长激素仍无明显升高(<7 μg/L)则符合本病的诊断。在临床上,本病须与其他疾病相鉴别。

1.全身性疾病所致的矮小症

患者在儿童时期患有心、肝、肾、胃和肠等慢性疾病或各种慢性感染,如结核病、血吸虫病和钩虫病等都可因生长发育障碍而致身材矮小。

2.呆小症(克汀病)

甲状腺功能退减症(简称甲减)发病于胎儿或新生儿,可引起患者的生长发育障碍。患儿除身材矮小外,常伴甲减表现及智力低下。

3.Turner 综合征

Turner 综合征为性染色体异常所致的女性分化异常,其性染色体核型常为 45,XO。除身材矮小外,伴有生殖器官发育不全,原发性闭经,亦可伴有颈蹼、肘外翻、盾形胸等畸形,患者血清生长激素正常。

4.青春期延迟

生长发育较同龄儿童延迟,常到 17 岁以后才开始第二性征发育,智力正常,无内分泌系统或慢性疾病依据。一旦开始发育,骨骼生长迅速,性成熟良好,最终身高可达正常人标准。

5.Laron 矮小症

患者的血清生长激素免疫活性测定正常或升高,但 IGF-1 低下(由于生长激素受体缺陷)。先天性 IGF-1 抵抗患者的血清生长激素基础值及兴奋试验均为正常反应。

(五)治疗

肿瘤引起者或有明显病因者应进行病因治疗。特发性病因不明者应进行内分泌治疗。垂体性侏儒症的治疗目的是使患儿尽量达到正常身高。

1.生长激素治疗

对生长激素缺乏症最理想的治疗是用生长激素替代治疗。早期应用可使生长发育恢复正常。身高及体重增加,使骨纵向生长,但骨龄及性征不变。重组人生长激素治疗剂量多按临床经验决定。近年来用药剂量已至每周0.5～0.7 U/kg。增加剂量会提高生长反应。多数医师认为,每天给药疗效优于每周注射治疗,间歇治疗(治疗6个月停药3～6个月)效果不如连续治疗好。临睡前注射使血中生长激素浓度如正常入睡后升高,采用夜晚注射具有更佳的效果。

2.生长激素释放激素治疗

目前认为,生长激素释放激素治疗仅应用于生长激素分泌障碍较轻的下丘脑性生长激素缺乏症患儿,但其剂量、用药途径,包括鼻吸用药及注射频率尚未确定,严重的生长激素缺乏症儿童仍用重组人生长激素治疗。

3.性激素

多年来临床试用合成类固醇来促进患儿的生长,常用人工合成的蛋白同化苯丙酸诺龙,对蛋白质合成有强大的促进作用,能促进骨的纵向生长,对性征和骨骼融合影响小。一般14岁开始治疗,剂量为每月$1.0～1.5$ mg/kg,每1～2周肌内注射1次,连用3个月后停用3个月,共用1～3年。女性患者剂量不宜过大。治疗3年后生长减慢,并最终因骨骺融合而停止生长,开始治疗时一般1年可增高10 cm左右。

4.人绒毛膜促性素

在接近发育年龄后开始应用,每周2次,每次$500～1 000$ U,以后可增至$1 500～2 000$ U,连用2～3个月为1个疗程,停药3个月后再开始第二疗程,可用4～6个疗程,对性腺及第二性征有促进作用。多与雄性激素交替使用。

5.甲状腺素

对于伴有甲状腺功能低下者应用甲状腺片,在补足生长激素的同时,补充小量的甲状腺片,有促进生长和骨骺融合的作用,剂量从每天15 mg开始,2周后加量至30～60 mg维持,并长期应用。

6.其他

部分生长激素缺乏症患者可有多发性垂体激素缺乏。生长激素治疗可使潜在的下丘脑性甲减病情加重。若患儿对生长激素反应不理想,或血清T_4水平降至正常值以下,应及时补充甲状腺素。确有肾上腺皮质功能减退者应长期补充可的松。必要时,可给小剂量的促性腺激素或性激素以诱发青春发育。近年来,又研制了可口服或鼻内吸入的生长激素释放激素制剂,它们的促生长激素分泌作用是特异的,不激活垂体的腺苷环化酶,不抑制生长激素的分泌。但其效果有待进一步观察。

二、特殊类型侏儒症

(一)原基因性侏儒症

原基因性侏儒症属遗传性疾病,可能由隐性基因遗传。患儿在出生时即有体重轻、瘦小,酷似早产儿,出生后生长缓慢,比同龄儿童小,全身成比例的矮小,骨龄、骨骼比例、外貌、智力和性发育与年龄大致相一致。成年以后呈特征性的"缩小成人"。各内分泌腺功能、激素水平正常。个别患者可能有"鸟头"等其他畸形。

(二)家族性侏儒症

本病身材矮小,骨骼比例、骨龄、智力、牙龄成熟和性发育等与年龄一致,内分泌功能正常,家族中有类似患者。

(三)体质性矮小症

本病患者的身高和性发育比正常儿童略晚2~3年,而有的同正常人无区别,为矮小的成年人,一旦青春期发动,身高、体格发育及性发育迅速加快,最终一切同正常人,仅在家族中有类似生长发育延迟的家族史。

第三节 巨人症与肢端肥大症

一、巨人症

(一)病因及发病机制

主要是由于腺垂体生长激素细胞瘤或细胞增生发生在青少年期,由于骨骺未融合,在大量生长激素的作用下,引起机体迅速生长而形成巨人症。在少年期起病的巨人症患者,有的患者在骨骺融合后可继续发展,成为肢端肥大性巨人症。该病在本质上与肢端肥大症发病时间不同,而病因及发病机制一致。

(二)临床表现

本病较少见,病程可分为形成期和衰退期两个阶段,临床特点如下。

1.形成期

(1)过度生长:从儿童期起生长非常迅速,至20岁时身高可>2 m。由于骨龄多延迟,骨骺一直不融合,可持续至30岁,此时身高可达2.5 m,肌肉发达,臂力过人,由于四肢生长快,指距大于身长,内脏器官如心、肝、脾、胃、肠、胰和肾均呈肥大。

(2)内分泌代谢变化:①大部分患者由于促性腺激素不足,引起性腺发育不良,男性表现睾丸、阴茎小,女性表现为乳房、阴道发育不良,阴毛稀少;②甲状腺和肾上腺早期功能正常,晚期可有继发性降低;③糖代谢的形成期糖耐量一般在正常范围内,部分患者晚期可有糖耐量降低甚至发生糖尿病。

2.衰退期

患者生长至最高峰期以后,逐渐开始过早衰退,表现为精神不振、疲乏无力、肌肉松弛、毛发脱落、性腺萎缩、性欲减退、不育、智力低下、体温低、心率慢、血糖异常及合并显性糖尿病。此期历时 5 年后,患者一般早年死亡,平均寿命 20 岁左右。由于抵抗力下降,患者多因感染而死亡。

(三)实验室检查

生长激素明显升高,大多数患者在 10 μg/L 以上,个别在 100 μg/L 以上,且不被高血糖所抑制;血磷、血钙升高,尿钙排泄增加;基础代谢率升高。

(四)诊断依据

凡具备以下特点可确诊:①过度生长或合并肢端肥大;②蝶鞍扩大,骨龄延迟;③生长激素在20 μg/L 以上且不被高血糖抑制;④12 岁以后仍有高血磷。

(五)治疗

同肢端肥大症。

有人主张女性患者身高超过 1.65 m 者即应开始性激素治疗,14 岁以后再用性激素治疗一般疗效不理想。

二、肢端肥大症

肢端肥大症是由于腺垂体持久地分泌过多生长激素引起的疾病,其病理基础为腺垂体生长激素瘤或垂体生长激素细胞增生,但肿瘤或增生的病因未明。也有少数为下丘脑分泌生长激素抑制激素不足所致。多在青春期以后骨骼已融合者表现为肢端肥大症,发展慢,以骨骼、软组织、内脏的增生肥大为主要特征;少数患者起病于青春期,至成人后继续发展形成肢端肥大性巨人症。本症早期体格、内脏普遍性肥大,腺垂体功能亢进,晚期多有体力衰退,腺垂体受生长激素瘤压迫而引起继发性腺垂体功能减退,尤其是促性腺激素受累最为明显。

(一)病因及发病机制

1.腺垂体生长激素瘤

本病多数为生长激素腺瘤,少数为腺癌,肿瘤导致生长激素分泌过多。很多证据支持垂体腺瘤为单克隆来源。一些证据提示,约40%的生长激素瘤与体细胞的 G 蛋白异常有关。

2.增生

腺垂体生长激素细胞增生。

3.下丘脑功能紊乱

下丘脑分泌促生长素抑制素不足或生长激素释放激素过多,也可引起肢端肥大症。

4.异源性生长激素释放激素分泌综合征

近几年来,报道了数例无垂体肿瘤,但有胰腺、肺、肾上腺、乳腺、卵巢和神经节等部位肿瘤的肢端肥大症患者。经过手术切除这些肿瘤后,生长激素过度分泌状况及由此产生的临床表现(如过度出汗、肥胖和关节增大)随之缓解。这些垂体外肿瘤大多数能分泌生长激素释放激素。

(二)临床表现

1.特殊体貌

(1)头面部:面部增长变阔,眉弓及双颧隆突,巨鼻大耳,厚唇肥舌,下颌突出,牙齿稀疏,鼻旁窦与喉头增大,言语不清,浊音明显。

(2)四肢:手指足趾明显增粗、肥大,掌跖肥厚,渐觉手套、鞋子小。

(3)其他:全身皮肤粗厚、多汗、多脂,皮肤毛孔增大,胸椎后凸,脊柱活动受限,胸廓增大,晚期因骨质疏松而成佝偻。因肋骨与肋软骨交界处增生而成明显串珠样改变。

2.内分泌代谢变化

(1)甲状腺:约 20% 的患者有弥漫性甲状腺肿大,个别呈结节样肿大,基础代谢率增高,但碘-131 吸收率、T_3 和 T_4 正常,少数患者有甲状腺功能亢进症表现。晚期可因垂体功能低下出现继发性甲减。

(2)肾上腺:皮质肥大而髓质正常,皮质束状带及网状带增生,个别可有腺瘤形成,尿 17-酮类固醇升高,17-羟皮质类固醇正常。女性可有多毛和阴蒂增大,但一般无肾上腺皮质功能亢进表现。晚期亦可出现继发性肾上腺皮质功能减退症。

(3)性腺:男性睾丸肥大,疾病早期性欲亢进,但以后多逐渐减退,发展成阳痿。女性性欲减退、月经紊乱、闭经不孕。性腺功能减退主要是垂体肿瘤压迫所致,促性腺激素的分泌减少。

(4)催乳:肢端肥大症患者有 20%~50% 催乳素水平升高,催乳者占 4% 左右。男性可有乳房发育。高催乳素血症可能是由于肿瘤压迫垂体柄及垂体门脉系统,使催乳素抑制素不能到达腺垂体而导致腺垂体分泌催乳素增加,也可能是由于同时合并有催乳素瘤所致。另外,生长激素的分子结构同催乳素存在一定的同源性,故 GH 有溢乳活性。

(5)糖代谢:肢端肥大症患者常伴有糖代谢异常。50%患者表现为糖耐量降低,25%～35%出现继发性糖尿病。

3.内脏肥大

在过度生长激素的作用下,心、肝、肾、胃和肠等脏器均呈肥大性改变,尤其是心血管系统病变如心脏肥大、高血压、高血脂、动脉硬化及心力衰竭是本病致死致残的主要原因之一。

4.肿瘤压迫症状

(1)头痛:约60%的患者诉头痛,多为两颞侧或额部的胀痛。后期肿瘤增大致颅内压升高,可有全头痛,并伴有恶心、呕吐和视盘水肿等颅内高压表现。

(2)视力障碍及视野缺损:40%左右的患者存在视力改变,以视野缺损多见,最常见的视野缺损为双眼颞侧半盲(视交叉中心受压)、单眼颞侧半盲或全盲,久之另一眼颞侧半盲(视交叉前方受压)、双眼同侧半盲(视交叉后方受压)等。常由肿瘤对视神经或血管的压迫,视神经萎缩导致。

(3)下丘脑受损症状:若肿瘤增大,下丘脑受压时即有尿崩症、嗜睡、多食和肥胖等表现。

(三)实验室检查

1.血清生长激素测定

人生长激素呈脉冲式分泌,具昼夜节律分泌特征,受运动、应激及代谢变化的影响,正常人一般在5 μg/L以内。肢端肥大症患者的生长激素分泌丧失昼夜节律性,血生长激素基础值增高,可在 15 μg/L 以上,活动期可高达 100～1 000 μg/L,且不受高血糖抑制,甚至高血糖抑制后反常升高。

2.血 IGF-1 测定

生长激素通过促进肝脏合成 IGF-1,而一般认为肢端肥大的临床表现主要是由于 IGF-1 的作用增强所致;胰岛素样生长因子呈持续性分泌,半衰期长,不受取血时间、进餐与否、睾酮和地塞米松等的影响;因此血清 IGF-1 水平是反映慢性生长激素过度分泌的最优指标。当血清 IGF-1 水平高于同性别、同年龄的正常人均值 2 个标准差以上时,判断为血清 IGF-1 水平升高。

3.其他垂体激素测定

促肾上腺皮质激素、促甲状腺激素多为正常,催乳素正常或升高,促性腺激素释放激素下降。血催乳素升高提示肿瘤分泌催乳素或压迫了垂体柄。

4.钙、磷测定

少数患者血清钙、磷升高,尿排钙增多,尿磷减少,碱性磷酸酶一般正常。甲状旁腺素和降钙素水平正常。若有持续高钙血症者应警惕合并甲状旁腺功能亢进或多发性内分泌腺瘤的可能。

5.其他靶腺激素测定

约 50% 的患者有基础代谢率升高,但 T_3、T_4、血皮质醇、17-羟类固醇和17-酮类固醇均正常,疾病晚期可有各种促激素及相应靶腺激素水平低下。

6.血糖

本病患者血糖可高于正常,可出现糖耐量曲线异常,甚至出现显性糖尿病的血糖改变。

7.IGFBP-3

IGFBP-3 的分子量为 150×10^3 的三元复合物,由于 IGFBP-3 是由生长激素通过 IGF-1 诱导产生的,因此 IGFBP-3 的浓度有助于肢端肥大症和巨人症的生化评估。大多数正常成人的血 IGFBP-3 浓度为 $2 \sim 4$ mg/L,而病情活动的本病患者常超过 10 mg/L。

8.血生长激素结合蛋白

持续低血生长激素结合蛋白水平提示肢端肥大症处于活动期。

9.口服葡萄糖抑制试验

该试验为临床确诊肢端肥大症和巨人症最常用的试验,亦为目前判断各种药物、手术及放射治疗疗效的金标准。患者口服 75 g 葡萄糖,分别于口服葡萄糖前 30 分钟,服葡萄糖后 30 分钟、60 分钟、90 分钟、120 分钟采血测生长激素浓度。正常人于服糖 120 分钟后,生长激素降至 2 μg/L 或更低。多数肢端肥大症患者生长激素水平不降低,呈矛盾性升高,生长激素水平对葡萄糖无反应或部分被抑制。

10.影像学表现

巨人症 X 线检查示全身骨骼均匀性增长变粗,二次骨化中心出现及愈合均可延迟,但骨皮质与骨松质密度及结构一般正常。该病在颅骨及手足骨具有较典型的 X 线表现。前者表现为内外板增厚、以板障增厚为著;后者以末节指骨骨丛增生呈花簇状为特征,可并有手足骨增粗、骨皮质增厚、关节间隙增宽和掌骨与近侧指骨头部小的外生骨疣。其他尚可见椎体增大、椎体边缘骨质增生,肋骨呈串珠样改变。MRI 和 CT 扫描可了解垂体生长激素腺瘤的大小和腺瘤与邻近组织的关系,MRI 优于 CT。

(四)诊断依据

肢端肥大症凭临床征象及 X 线表现即能确诊,不必再行其他影像学检查来协助诊断。但因其大部分患者是垂体肿瘤所致,为了发现较小的垂体肿瘤,应尽早行垂体 CT 或 MRI 检查。

凡有以下表现者证明病情处于活动期:①肢端呈进行性增大;②视野呈进行性缩小;③持久或进行性头痛加重;④糖耐量试验异常或合并糖尿病;⑤生长激素水平明显升高,且不被高血糖抑制;⑥高血磷或高血钙;⑦基础代谢升高;⑧多汗、溢乳。

(五)治疗

主要治疗方案是手术、放射、药物和联合治疗。本病的治疗需要多学科专家小组权衡利弊和风险,制订个体化治疗方案,并遵循规范的治疗流程:多数患者将手术作为一线治疗,如果手术未能治愈,则可接受药物治疗。如果最大剂量的生长抑素类似物或多巴胺受体激动药仍不能充分地控制病情,则应根据疾病的临床活动性和生化指标,考虑进行放射治疗,或者再次手术。肢端肥大症的治疗目的主要是根除生长激素瘤,解除垂体肿瘤对正常组织的压迫症状,减少生长激素的过度分泌,以及对糖尿病等内分泌紊乱的相应治疗和处理。

1.手术治疗

大部分垂体生长激素腺瘤的首选治疗方法。主要手术方法为经蝶窦腺瘤切除术,主要适用于肿瘤较小者,经 CT 扫描定位并诊断为微腺瘤者,术后并发症少。部分患者可达根治效果。对于向鞍上或鞍外生长的巨大肿瘤、有严重而发展迅速的视力障碍和垂体卒中,可考虑采用经额入路方式摘除垂体肿瘤。确诊患者原则上均适于手术治疗;部分患者经药物治疗后可适合手术治疗,改善手术效果。手术禁忌证:①鼻部感染、蝶窦炎和鼻中隔手术史(相对);②巨大垂体腺瘤明显向侧方侵入海绵窦、颅中窝,向额叶底、向鞍背后方斜坡发展者(相对);③有凝血机制障碍或其他严重疾病而不能耐受手术者。

2.放射治疗

目前,不建议作为垂体生长激素腺瘤的首选治疗方法,最常用于术后病情缓解不全和残余肿瘤的辅助治疗。目前,采用垂体放射治疗方法有超高压放射治疗、α粒子放射治疗、γ刀、90Y丸植入治疗或立体成像放射治疗等。其中,以立体成像放射治疗效果最好,治疗效果与手术相近。垂体放射治疗的主要不良反应是在放射治疗后可出现腺垂体功能减退症,有时,对视交叉和下丘脑腹侧有损害。垂体放射的剂量为4~5周内给予40~50 Gy,每周放射治疗5天。

3.药物治疗

药物治疗包括生长抑素类似物、多巴胺受体激动药及生长激素受体拮抗剂。生长抑素类似物是目前药物治疗的首选,在本病治疗中的5个阶段均发挥作用:一线治疗;术前治疗,以缩小肿瘤体积;肿瘤切除后残余肿瘤的辅助治疗;放射治疗后的过渡治疗;并发症治疗。

(1)多巴胺能药物:多巴胺能药物对正常人可兴奋生长激素的释放,对肢端肥大症患者可使血浆生长激素下降。约半数肢端肥大症患者的生长激素分泌可被多巴胺及其激动药所抑制,其抑制机制尚不清楚。临床上应用的多巴胺能激动药有溴隐亭、长效溴隐亭、培高利特、麦角乙胺、卡麦角林及CV209-502。国内主要应用溴隐亭,一般小剂量逐渐加至每次5 mg,每天3~4次。可有恶心、呕吐、腹痛和直立性低血压等不良反应,治疗一段时间后可消失。溴隐亭只是通过抑制生长激素的分泌而起治疗作用,并不破坏肿瘤,所以停药后,患者生长激素可迅速上升,肿瘤增大,若同时用放射治疗,复发率要低得多。故建议应用溴隐亭治疗同时给予放射治疗。

(2)生长抑素类似物:生长抑素对生长激素释放具有抑制作用,可抑制垂体瘤分泌生长激素。天然生长抑素的半衰期太短,并抑制胰岛素、胰高血糖素和胃泌素等多种激素的分泌,停用后生长激素分泌有反跳,不适于临床应用。八肽生长抑素类似物(奥曲肽)是一种长效生长抑素类似物,对生长激素的释放抑制作用强而持久,适合临床应用治疗肢端肥大症。起始剂量50 μg,每天2~3次,以后根据血生长激素水平调整剂量,最高剂量可达每天1 500 μg,治疗1~2周多数患者症状可明显改善,生长激素浓度不同程度地减少,75%患者可达正常值。

(3)赛庚啶:是9-羟色胺拮抗剂,20世纪90年代用于治疗肢端肥大症,其药理机制不十分清楚。可能使血生长激素水平降低,推测可能是通过直接抑制垂体分泌生长激素,也可能作用于下丘脑,减少生长激素释放激素的分泌或增加生长激素释放抑制激素的分泌。一般每天服用4~32 mg,可使症状好转,糖代谢有所改善,但对较严重者及伴有重型糖尿病者的效果不理想。

(4)性激素:性激素有对抗生长激素的外周作用,并且还可抑制生长激素的释放,对部分患者的病情有一定程度的缓解。常用甲羟孕酮10 mg,每天3~4次,可与雌激素交替使用。雌激素不能减少生长激素的分泌,但长期使用可使症状有所改善。

(5)其他治疗:合并糖尿病等按并发症予以相应治疗。疾病晚期并发腺垂体功能减退时,应以相应激素进行替代治疗。

第四节　尿　崩　症

尿崩症是由于抗利尿激素分泌和释放不足,或肾远曲小管、集合管上皮细胞对抗利尿激素失去反应所导致的以多尿、低比重尿和低渗尿为特征的临床综合征。由于下丘脑-神经垂体病变导致抗利尿激素分泌不足者称为中枢性尿崩症(CDI),肾脏病变导致抗利尿激素受体不敏感或受体后信息传导障碍者称为肾性尿崩症。

一、发病机制

抗利尿激素也称为精氨酸升压素(arginine vasopressin,AVP),是自由水排泄的主要决定因素。抗利尿激素由下丘脑的视上核及室旁核合成,然后经由核神经元的轴突向下延伸进入神经垂体,并以囊泡形式存储到神经垂体束末梢中,在血浆渗透压升高等刺激下,神经冲动下传至神经垂体的神经末梢,囊泡以胞吐方式将 AVP 释放到血循环中发挥抗利尿作用。

研究表明,视上核与室旁核合成的最初产物为 AVP 的前体分子[精氨酸升压素-运载蛋白Ⅱ(arginine vasopressin carrier proteinⅡ,AVP-NPⅡ)],包括信号肽、AVP 序列、神经垂体后叶素转运蛋白Ⅱ(NPⅡ)序列及一个由 39 个氨基酸残基组成的多肽。信号肽在信号肽酶作用下从前体裂解下来后,AVP 和 NPⅡ结合形成分泌颗粒沿着轴突向垂体后叶运输。AVP 和 NPⅡ基因异常可导致产生变异型 AVP-NPⅡ蛋白,变异型 AVP-NPⅡ蛋白生物活性下降,而且不被正常降解而具有毒性,可导致细胞死亡。AVP 和 NPⅡ基因异常为常染色体显性遗传,其引起的尿崩症属中枢性尿崩症之一。

AVP 的受体是一类 G 蛋白偶联受体,根据其结构和功能情况,分为 V_1、V_2 受体,V_1 受体主要分布于血管和垂体促肾上腺皮质激素细胞,介导血管收缩,促进促肾上腺皮质激素释放;V_2 受体主要分布于肾小管,参与调节体内水代谢。抗利尿激素与肾脏远曲小管和集合管细胞膜上的 V_2 受体结合后,使 Gs 蛋白与腺苷酸环化酶偶联,导致细胞内的 cAMP 增加,从而激活蛋白激酶 A。蛋白激酶

A 活化水通道蛋白 2,使其附着在管腔膜上,形成水通道,使水分顺着渗透压差从管腔进入渗透压较高的肾间质中,从而保留水分,浓缩尿液。当抗利尿激素缺乏时,管腔膜上的水通道蛋白可在细胞膜的衣被凹陷处集中,后者形成吞饮小泡进入胞浆,导致管腔膜上的水通道消失,对水再吸收作用消失。近年来发现肾小管上皮细胞膜上至少存在 5 种水通道蛋白,其中水通道蛋白 2 基因突变导致水蛋白通道 2 生成减少或活性下降是肾性尿崩症的主要原因之一,其他水通道蛋白突变也可能导致肾性尿崩症。

AVP 分泌的调节:①血浆渗透压感受性调节,动物研究显示,下丘脑前部的终板血管器和穹隆下器细胞是主要的渗透压感受器。渗透压感受器以阈值或调定点形式控制 AVP 分泌。当禁水或失水时,血浆渗透压在调定点以上时,渗透压感受器细胞内水分外移,细胞脱水,导致神经冲动传导至视上核和室旁核,引起 AVP 释放及血浆 AVP 上升,使肾脏重吸收水增多,尿量减少,体液平衡得以维持或恢复。②容量或血压感受性调节,冠状动脉、主动脉、颈动脉窦和心房中存在压力感受器,血容量或血压发生剧烈变化时,压力感受器受刺激,发出神经冲动经由迷走神经和舌咽神经投射到下丘脑,从而促进 AVP 合成和释放,使血管收缩,产生升压作用。妊娠期,血压或血容量大幅度降低时,容量感受器调定点可下降。③化学感受性调节,颈动脉体存在化学感受器,当血氧分压<8.0 kPa(60 mmHg)或二氧化碳分压升高时,化学感受器兴奋,神经冲动传入下丘脑,促进 AVP 释放增加。④神经介质和药物调节,下丘脑乙酰胆碱、组织胺、缓激肽、去甲肾上腺素、前列腺素、血管紧张素Ⅱ等神经介质和神经肽调节 AVP 合成分泌,同时尼古丁、吗啡、长春新碱、环磷酰胺、氯贝丁酯、氯磺丙脲、氯丙嗪、苯妥英钠及一些三环类抗惊厥药和抗抑郁药也可影响 AVP 释放。⑤糖皮质激素具有拮抗 AVP 的作用,其增高 AVP 释放渗透压阈值。此外,糖皮质激素也能直接作用于肾小管,降低水的通透性,促进水的排泄。因此,尿崩症患者若合并糖皮质激素缺乏,则尿量减少,在糖皮质激素替代治疗后,尿量增多,症状加重。

综上所述,当某种原因导致下丘脑视上核、室旁核合成分泌 AVP 和 NPⅡ减少或异常,或视上核、室旁核的神经元到神经垂体的轴突通路受损及神经垂体受损时便引起中枢性尿崩症。而肾脏 AVP 受体或水通道蛋白作用减少引起肾性尿崩症。

二、病因

(一)中枢性尿崩症

中枢性尿崩症是指各种病因导致的下丘脑视上核和室旁核 AVP 合成、分泌与释放受损,具体病因如下。

1.特发性中枢性尿崩症

无明确病因的中枢性尿崩症定义为特发性尿崩症。现研究发现,特发性尿崩症患者血循环中存在针对下丘脑神经核团的自身抗体,导致下丘脑视上核及室旁核细胞功能损伤,Nissil 颗粒耗尽,AVP 合成、释放减少。采用针对 AVP 分泌细胞的抗体进行免疫组化染色和成像技术研究发现,特发性尿崩症发病率占中枢性尿崩症的 30% 左右。淋巴细胞性垂体炎患者存在针对 AVP 分泌细胞的抗体,可归为特发性尿崩症。

2.继发性中枢性尿崩症

肿瘤、手术和外伤是导致下丘脑神经垂体损害的常见原因。其中,肿瘤所致的中枢性尿崩症约占 25%,常见肿瘤包括颅咽管瘤、生殖细胞瘤、松果体瘤和垂体瘤等。手术导致的尿崩症占中枢性尿崩症发病率的 20% 左右,经蝶手术腺瘤切除术术后发生中枢性尿崩症概率为 10%~20%,而传统开颅手术切除大腺瘤术后中枢性尿崩症发病概率为 60%~80%,但其中大部分为一过性中枢性尿崩症。如手术造成正中隆突以上的垂体柄受损,则可导致永久性中枢性尿崩症。头部外伤或蛛网膜下腔出血导致的尿崩症占中枢性尿崩症的 15% 左右,其他引起中枢性尿崩症的原因包括肉芽肿、结节病、组织细胞增多症、脑炎、结核、梅毒、动脉瘤和淋巴瘤等。

3.遗传性中枢性尿崩症

约 10% 的中枢性尿崩症为家族遗传性尿崩症,可为 X 连锁隐性、常染色体显性或常染色体隐性遗传。研究表明,染色体 20p13 上的 *AVP-NP II* 基因突变可导致 *AVP-NP II* 变异蛋白产生,其对 AVP 神经元细胞具有毒性并破坏神经元。此外,编码 wolframin 四聚体蛋白的 *WFS1* 基因突变也可引起中枢性尿崩症。wolframin 作为一种新型的内质网钙通道蛋白存在于胰岛 β 细胞和下丘脑视上核和室旁核神经元中。*WFS1* 基因突变导致的尿崩症可以是 Wolfram 综合征或称 DIDMOAD 综合征的一部分,其临床综合征包括尿崩症、糖尿病、视神经萎缩和耳聋,极为罕见。AVP 前体基因突变,AVP 载体蛋白基因突变可产生无活性 AVP,也可导致中枢性尿崩症。

(二)肾性尿崩症

肾性尿崩症病因有遗传性和获得性两种。

1.遗传性肾性尿崩症

约 90% 遗传性肾性尿崩症与 X 染色体 q28V2 受体基因突变有关,由于为

X性连锁隐性遗传,大多患者为男性。女性携带者通常无症状,少数携带者尿渗透压下降。迄今为止,超过200个V2受体突变位点被报道。另外,10%遗传性肾性尿崩症是由于染色体12q13编码水蛋白通道2的基因突变所致,可为常染色体隐性或显性遗传。

2.继发性肾性尿崩症

多种疾病导致的肾小管损害可导致肾性尿崩症,如多囊肾、阻塞性泌尿系统疾病、镰状细胞性贫血、肾淀粉样变、慢性肾盂肾炎、干燥综合征、骨髓瘤等。代谢紊乱如低钾血症、高钙血症也可致肾性尿崩症。多种药物可导致肾性尿崩症,如锂盐、地美环素、两性霉素B、西多福韦、庆大霉素、诺氟沙星、奥利司他等。其中用于治疗精神性疾病的锂盐可导致尿素转运蛋白和水蛋白通道2减少,是最多见的引起肾性尿崩症的药物。

(三)妊娠性尿崩症

妇女妊娠时,血容量增加1.4倍,血浆渗透压降低8~10 mmol/L,妊娠期分泌更多抗利尿激素,但胎盘会产生氨肽酶,这种酶水平第10周可增高,第22~24周达高峰。氨肽酶可降解AVP和缩宫素,由于AVP降解增多,患者出现尿崩症症状,在妊娠中晚期开始有多尿、口渴,直至妊娠终止。有人认为此类患者未妊娠时即有很轻的中枢性尿崩症,每天尿量为2.0~2.5 L,妊娠时每天尿量可增加至5~6 L。

三、临床表现

尿崩症的主要症状是多尿,同时伴有烦渴和多饮。一般起病缓慢,也有突然起病者。患者每天尿量多为2.5~20.0 L,超过20 L的较少,同时夜尿显著增多。患者尿比重多在1.001~1.005,不超过1.010。多数患者因口渴中枢完整,除了因饮水、小便次数多、夜尿增多影响生活质量外,可正常生活。长期多尿可导致膀胱容量增大,因此排尿次数有所减少。若患者因呕吐、意识丧失、短期内断绝饮水供应或口渴障碍不能充分补充水分,可导致脱水和严重高钠血症,进一步损伤中枢神经系统,引发昏迷、癫痫、颅内出血等严重后果。

不同病因所致的尿崩症有不同的临床特点。遗传性中枢及肾性尿崩症常幼年起病,表现为尿布更换频繁,喝奶增加。若治疗不及时,饮水量不充分,可出现脱水及高钠血症,严重者可出现高渗性脑病,表现为呕吐、发热、呼吸困难、抽搐,重者昏迷甚至死亡。如能幸存,多存在智力和体格发育迟缓,成年后多尿症状可减轻。

肿瘤导致的中枢性尿崩症有头痛、视野缺损等占位效应,若影响到下丘脑可产生睡眠障碍、体温改变、进食增加等下丘脑综合征表现。生殖细胞瘤可有性早熟。若压迫腺垂体可出现激素分泌低下表现,如畏寒、食欲缺乏、乏力等。若合并糖皮质激素或甲状腺激素缺乏则多尿症状减轻,使用上述激素替代后,多尿症状可加重。

下丘脑或垂体部位的手术、肿瘤及炎症等,导致中枢性尿崩症同时可能损伤下丘脑渴感中枢。由于渴感障碍,中枢性尿崩症患者不能及时摄入足够水分,极易导致严重脱水和高钠血症。慢性高钠血症可表现为淡漠、嗜睡、抽搐等。肿瘤还可能同时破坏下丘脑渗透压感受器,若强制摄入大量水分,可导致水中毒和低钠血症,出现头痛、恶心、呕吐、精神错乱、惊厥、昏迷甚至死亡。

颅脑手术或外伤性中枢性尿崩症可为一过性尿崩症、永久性尿崩症或典型三相变化:多尿-抗利尿-多尿。第一期多尿是由于垂体柄阻断,AVP 运输障碍,可在术后前 2 天发生,维持 1 天至数天。第二期抗利尿期是由于储存在神经垂体中的 AVP 释放入血,患者尿量减少,可维持1~2天。由于储存神经垂体的AVP 分泌不受渗透压感受器调控,若此期大量输液可能会导致水中毒。第三期多尿期在储存 AVP 释放完毕后出现。多数三相性尿崩症在手术损伤导致的下丘脑垂体柄出血控制、炎性水肿消退后可恢复正常。少数患者由于手术导致视上核-神经束损毁,AVP 分泌细胞坏死、萎缩,转为永久性尿崩症。

尿崩症患者合并妊娠时,由于糖皮质激素分泌增加,拮抗 AVP 作用,可使尿崩症的病情加重,分娩后尿崩症病情减轻。妊娠尿崩症多在妊娠中晚期出现多尿、低比重尿、烦渴、多饮、恶心、乏力等症状,主要由于氨肽酶分泌在中晚期更明显。

部分患者症状较轻,每天尿量在 2.5 L 左右,如限制水分致严重脱水时,尿比重可达 1.010～1.016,尿渗透压可超过血浆渗透压,达 290～600 mOsm/(kg·H$_2$O),称为部分性尿崩症。

甲状腺功能低下时,尿溶质的排泄减少,也可使多尿症状减轻。

四、实验室和辅助检查

(一)实验室检查

1.尿液检查

尿量超过 2.5 L,可达 10 L,中枢性尿崩症比重常在 1.005 以下,肾性尿崩症尿比重在1.010以下。部分性尿崩症患者尿比重有时可达 1.016。

2.血、尿渗透压测定

患者血渗透压正常或稍高[血渗透压正常值为290～310 mOsm/(kg·H_2O)],中枢性尿崩症尿渗透压多<200 mOsm/(kg·H_2O),尿渗透压/血渗透压比值<1.5。肾性尿崩症尿渗透压多<300 mOsm/(kg·H_2O),尿渗透压/血渗透压比值<1.0,但严重脱水或部分性尿崩症患者可正常。

3.血生化检查

中枢性尿崩症患者严重脱水可导致血钠增高,尿素氮、肌酐升高。继发于肾脏疾病的肾性尿崩症也可出现尿素氮、肌酐、胱抑素升高或酸碱平衡障碍。

4.血浆 AVP 测定(放射免疫法)

正常人血浆 AVP(随意饮水)为2.3～7.4 pmol/L,禁水后可明显升高。中枢性尿崩症患者 AVP 水平下降,禁水后无明显变化。肾性尿崩症患者 AVP 水平增高,禁水时可进一步升高。由于血浆 AVP 不稳定,且大多与血小板结合,致测定准确度不高。现推荐测定 copeptin 反映 AVP 水平。copeptin 来源于 AVP 前体,前血管升压素原。由于血浆 copeptin 稳定,故测定准确度高、敏感性好。

5.AVP 抗体和抗 AVP 细胞抗体测定

其有助于特发性尿崩症的诊断。

(二)禁水-升压素试验

禁水-升压素试验是尿崩症的确诊试验。试验原理为禁饮时血容量下降,血浆渗透压升高,刺激下丘脑 AVP 合成及神经垂体释放 AVP 增加,使肾脏水重吸收增加,尿量减少,尿渗透压、尿比重升高,而血浆渗透压和血容量保持稳定。尿崩症患者因 AVP 缺乏或受体后通道障碍导致禁饮时远端肾小管对水分的重吸收障碍,尿量不减少,尿渗透压、尿比重没有明显升高。禁水试验可鉴别尿崩症与精神性烦渴多饮;阴性者,皮下注射血管升压素,可鉴别中枢性或肾性尿崩症。

1.试验方法

试验前先测体重、血压、心率、血尿渗透压。试验后不能喝水和进食,禁饮时间视患者多尿程度而定,一般试验前晚8～10点开始禁水,尿量>10 000 mL/24 h者,可于清晨0点或2点开始禁饮。禁饮开始后每小时留尿,测尿量、比重和尿渗透压,同时测体重和血压,当尿渗透压(或尿比重)达到平顶,即继续禁饮不再增加尿量时,此时再抽血测血渗透压、尿渗透压,然后皮下注射血管升压素5 U,注射后仍继续每小时留尿,测尿量、尿比重尿渗透压共2次,停止试验。禁水总时间8～18小时,但如患者排尿量甚多,虽禁饮不到18小时,体重已较原来下降

3%～5%或血压明显下降,也应停止试验。

2.临床意义

正常人不出现明显的脱水症状,禁饮以后尿量明显减少,尿比重>1.020,尿渗透压一般>800 mOsm/L。精神性烦渴,禁饮前尿比重低,尿渗透压<血渗透压,但禁饮-升压素反应如正常人。完全性中枢性尿崩症患者禁水后尿量仍多,尿比重多数<1.010,尿渗透压<血渗透压,部分性中枢性尿崩症患者尿比重有时可>1.010,但<1.016,尿渗透压>血渗透压。注射血管升压素后,部分性尿崩症患者尿渗透压增加达注射前的10%～50%,完全性尿崩症增加50%以上。肾性尿崩症患者注射血管升压素后尿量不减少,尿比重、渗透压不增加。

(三)高渗盐水试验

正常人静脉滴注高渗盐水(2.5%～3.0%氯化钠注射液)后,血浆渗透压升高,AVP分泌增多,尿量减少,尿比重增加。中枢性尿崩症患者滴注高渗盐水后尿量不减少,尿比重不增加,注射升压素后,尿量明显减少,尿比重明显升高。肾性尿崩症则尿量减少。试验过程中注意血压监测,高血压和心脏病患者慎行此项检查。

(四)其他检查

继发性尿崩症需确立病因或原发病。考虑继发性中枢性尿崩症需要进行颅脑和垂体MRI、CT或X线检查。MRI对颅内肿瘤、感染、血管性病变都有很好的鉴别能力,而且可以发现垂体容积、垂体柄状态、神经垂体高信号区变化。垂体后叶高信号区消失是中枢性尿崩症的特征性变化,有助于中枢性尿崩症诊断。继发性肾性尿崩症需要进行肾脏B超、CT、血气分析等检查。考虑肾淀粉变时可行肾脏病理检查。

针对AVP(包括AVP-NPⅡ)基因、AVP受体基因、水蛋白通道2基因等突变分析可明确部分遗传性尿崩症的分子机制。对X连锁的隐性遗传携带者胎儿进行基因检测有助于早期发现患儿,及时治疗,避免夭折。

五、诊断和鉴别诊断

(一)诊断

典型的尿崩症诊断不难,根据临床表现和禁水-升压素试验及血尿渗透压测定多可明确诊断。尿崩症诊断成立后,应进一步确立中枢性或肾性,确立尿崩症的病因或原发疾病,确立为部分性尿崩症或完全性尿崩症。其中禁水-升压素试验是确定诊断、鉴别中枢性尿崩症和肾性尿崩症,区分部分性或完全性的关键。

(二)鉴别诊断

尿崩症应与下列以多尿为主要表现的疾病相鉴别。

1.精神性烦渴

精神性烦渴可出现类似尿崩症症状,如烦渴、多饮、多尿与低比重尿等,但 AVP 并不缺乏,禁水-升压素试验正常。如果发现患者上述症状与精神因素相关,并伴有其他神经官能症状,可排除尿崩症。

2.糖尿病

糖尿病有多尿、烦渴症状,但血糖升高,尿糖阳性,容易鉴别。

3.慢性肾脏疾病

慢性肾脏疾病可影响肾脏浓缩功能而引起多尿、口渴等症状,同时也可引起 AVP V_2 受体和水蛋白通道 2 合成障碍导致肾性尿崩症,主要鉴别有赖于禁水-升压素试验。

4.干燥综合征

除明显口干、多饮、多尿外,同时合并眼干和其他外分泌腺及腺体外其他器官的受累而出现多系统损害的症状,其血清中有多种自身抗体和高免疫球蛋白血症,免疫学检查有助于诊断。

5.高尿钙症

高尿钙症见于甲状旁腺功能亢进症、结节病、维生素 D 中毒、多发性骨髓瘤、癌肿骨转移等病,有原发病症状和禁水-升压素试验有助鉴别。

6.高尿钾症

高尿钾症见于原发性醛固酮增多症、失钾性肾病、肾小管性酸中毒、Fanconi 综合征、Liddle 综合征、Bartter 综合征等,测定血尿电解质和禁水-升压素试验有助于诊断。

7.颅脑手术后液体滞留性多尿

颅脑手术时,患者因应激而分泌大量 AVP,当手术应激解除后,AVP 分泌减少,滞留于体内的液体自肾排出,如此时为平衡尿量而输入大量液体,即可导致持续性多尿而误认为尿崩症。限制液体入量,如尿量减少血钠仍正常,提示为液体滞留性多尿;如尿量不减少且血钠升高,给予 AVP 后尿量减少,血钠转为正常,尿渗透压增高,则符合损伤性尿崩症的诊断。此外,尿崩症患者因血液浓缩和 AVP V_1 受体功能障碍而致尿酸清除减少,血尿酸升高,而液体滞留性多尿及精神性多饮患者血液被稀释,尿酸清除正常,所以尿酸无升高。据报道,血尿酸

＞50 μg/L 有助于两者的鉴别,并强烈提示为损伤性尿崩症。

六、治疗

(一)一般治疗

患者应摄入足够水分,并根据季节和气候进行调整,在可能导致水源供应障碍的场合应携带水。若患者同时存在渴感中枢障碍或渗透压感受器受损,应合并使用 AVP 替代治疗的同时通过血钠、血浆渗透压、尿量确定饮水量。若要经历手术及麻醉,应告知手术和麻醉医师尿崩症病史,以保证手术和麻醉期间足够液体输入,同时术中密切观察生命体征、血浆渗透压、血钠水平和尿量以调节液体输入量。宜低盐饮食,避免使用溶质性利尿剂,限制咖啡、茶和高渗饮料的摄入。

(二)去除诱因

部分获得性中枢性尿崩症和肾性尿崩症在原发病因解除后,多饮、多尿症状可缓解或减轻。如合并脑炎、脑膜炎、结核、真菌感染等,抗感染、抗病毒等相应治疗可改善症状。下丘脑-垂体肿瘤通过手术治疗后,多尿症状缓解。淋巴性垂体炎采用激素治疗后,多数患者多尿症状减轻。肾盂肾炎、泌尿系统梗阻疾病、药物导致的肾性尿崩症通过控制感染、解除梗阻、停用药物可缓解多尿症状。因此,应积极治疗获得性尿崩症的原发疾病。

(三)中枢性尿崩症可使用 AVP 替代疗法

1.1-脱氨-8-右旋-精氨酸血管升压素

1-脱氨-8-右旋-精氨酸血管升压素(1-deamino -8-D-aryinine vasopressin,DDAVP)是目前最常用的抗利尿剂替代方案。DDAVP 为天然精氨盐升压素的结构类似物,是对天然激素的化学结构进行两处改动而得,即 1-半胱氨酸脱去氨基和以 8-D-精氨酸取代 8-L-精氨酸。通过上述结构改变,DDAVP 的血管加压作用只有天然 AVP 的 1/400,而抗利尿增强 3 倍,抗利尿/升压作用比从天然AVP 的 1∶1 变为2 400∶1,抗利尿作用强,升压作用弱,是目前最理想的抗利尿剂。DDAVP 有口服、肌内注射、鼻喷3 种给药方式。常用为口服制剂,用法为每天 1～3 次,每次0.1～0.4 mg。剂量应个体化,具体剂量可根据尿量确定,调整药物剂量使尿量控制在 1～2.5 L。过量使用可导致水中毒,因此对于婴幼儿、渴感中枢障碍、渗透压感受器受损的患者还需要通过血钠、血浆渗透压、每天液体出入量精确调整药物剂量和饮水量,维持渗透压平衡。由于价格昂贵,也可采取睡前口服以减少夜尿,改善睡眠,白天通过饮水维持血浆渗透压。

2.垂体后叶素

垂体后叶素作用仅维持 3～6 小时,皮下注射,每次 5～10 U,每天需要多次注射,主要用于脑损伤或神经外科术后尿崩症的治疗,长期应用不便。

3.长效尿崩停(鞣酸升压素油剂)

每毫升油剂含 AVP 5 U,深部肌内注射,从每次 0.1 mL 开始,可根据每天尿量情况逐步增加到每次 0.5～0.7 mL,注射 1 次可维持 3～5 天。长期应用可产生抗体而减轻疗效,过量可引起水中毒。

(四)中枢性尿崩症可选用的其他药物

1.氢氯噻嗪

氢氯噻嗪每次 25 mg,每天 2～3 次,可使尿量减少约一半。其作用机制可能是由于尿中排钠增加,体内缺钠,肾近曲小管水重吸收增加,到达远曲小管的原尿减少,因而尿量减少。长期服用可引起缺钾、高尿酸血症等,应适当补充钾盐。

2.卡马西平

其治疗机制可能为增加肾远曲小管 cAMP 的形成,也可能增加 AVP 释放。用量为每次0.125～0.25 g,每天 1～2 次,服药后 24 小时起作用,尿量减少。不良反应为低血糖、白细胞计数减少或肝功能损害,与氢氯噻嗪合用可减少低血糖反应。

3.氯磺丙脲

其治疗机制可能为刺激 AVP 合成和释放,同时有改善渴感中枢的功能,可用于合并有渴感障碍的中枢性尿崩症患者。用法为每次 0.125～0.25 g,每天1～2 次,250 mg/d。不良反应为低血糖、白细胞计数减少、肝功能损害等。

4.氯贝丁酯

其治疗机制可能是增加 AVP 释放,与 DDAVP 合用可减少 DDAVP 耐药发生。用量为每次 0.2～0.5 g,每天 3 次。长期应用有肝损害、肌炎及胃肠道反应等不良反应。

由于 AVP 制剂的广泛使用,上述药物已经较少用于中枢性尿崩症的治疗。

(五)肾性尿崩症治疗

肾性尿崩症治疗困难,主要依赖充分水分摄入来预防脱水。少数患者对大剂量 AVP 有反应。低钠饮食和氢氯噻嗪对肾性尿崩症有帮助。在肾性尿崩症中,氢氯噻嗪抗利尿作用可能由于细胞外液容量体积减小,肾小球滤过率下降,肾近曲小管钠和水重吸收增加,到达远曲小管的原尿减少,从而降低尿量。此外,还发现氢氯噻嗪可增加 AQP2 表达。长期服用可引起缺钾、高尿酸血症等,应适当补充钾盐或合用保钾利尿剂。具体用法为每次 25 mg,每天 2～3 次,可使肾性尿崩症尿量减少约一半。同时使用非甾体抗炎药,如吲哚美辛、布洛芬等可增加氢氯噻嗪疗效,这类药物可能是通过抑制肾脏中前列腺素合成,从而使腺苷环化酶活性增强,cAMP 生成增多而使 AVP 作用增强,但应注意长期使用的胃肠道不良反应。

吲达帕胺作用机制类似于氢氯噻嗪,每次 2.5～5 mg,每天 1～2 次。阿米洛利,氨苯蝶啶也可用于肾性尿崩症的治疗,机制不完全清楚,作用类似于氢氯噻嗪,可和氢氯噻嗪联用,防治低钾血症出现。

遗传性肾性尿崩症根据 V_2 受体变异程度分为 5 种类型,其中二型变异 V_2 受体仅有 1 个氨基酸错配,错误折叠的 V_2 受体蛋白被陷于内质网中,使用 V_2 受体拮抗剂可作为分子伴侣和错误折叠的受体结合,从而改变受体构象并稳定其结构,然后该受体可以通过内质网运输到质膜,被抗利尿激素激活发挥抗利尿作用。

(六)颅脑外伤或术后尿崩症治疗

在未使用利尿剂情况下,颅脑外伤或手术后出现严重多尿(>250 mL/h)提示尿崩症可能。在第一期多尿期,需防止脱水和高钠血症,除适当补充液体,可根据病情注射垂体后叶素,每次 5～10 U,第二次升压素注射应在第一次升压素作用消失后使用。在第二期多尿期,则要控制补液量,以免引起水中毒。第三期多尿期,可用垂体后叶素或 DDAVP 治疗。外伤或手术后尿崩症多为一过性,可由于神经轴突末梢与毛细血管联系重建而自行缓解恢复。转为永久性尿崩症者需要长期服用 DDAVP。

(七)妊娠伴尿崩症治疗

妊娠中晚期出现多尿、多饮时应考虑尿崩症诊断。由于妊娠妇女不适合行禁水-升压素试验,诊断依赖临床表现、实验室检查和试验性治疗。若尿比重为 1.001～1.005,尿渗透压<200 nmol/L,并低于血浆渗透压,尿崩症可能性大。首选药物为 DDAVP,因其不被血浆中的氨肽酶降解。DDAVP 具有 5％～25％ 的缩宫素活性,需注意子宫收缩状况。分娩后,血浆中的氨肽酶活性迅速下降,患者的多尿症状可明显减轻或消失,应及时减量或停药。若肾性尿崩症合并妊娠,可谨慎使用氢氯噻嗪,并注意补钾,维持电解质平衡。

第五节 垂 体 瘤

一、概述

垂体瘤是一组来源于垂体和胚胎期颅咽管囊残余鳞状上皮细胞的肿瘤,约占全部颅内肿瘤的 15%,多在尸检时被发现。其中大多数是来自腺垂体的垂体腺瘤,来自神经垂体的肿瘤极少见。根据肿瘤大小可将垂体瘤分为微腺瘤(直径<10 mm)和大腺瘤(直径≥10 mm)两类。绝大多数垂体瘤是良性肿瘤。

二、病因及发病机制

垂体瘤的病因和发病机制尚未完全阐明,多种因素参与肿瘤形成。垂体瘤的发病可能与下列因素有关。

(一)基因功能异常

基因功能异常包括癌基因的激活及抑癌基因的失活。40%的生长激素分泌型肿瘤存在 $Gs\alpha$ 基因突变($R201C/H$;$Q277A$),导致 cAMP 水平升高,CAMP 依赖性蛋白激酶活化,使 cAMP 反应原件结合蛋白激活,从而促进生长激素细胞增殖。McCune-Albright 综合征是一种罕见的垂体激素过度分泌综合征,包括骨纤维发育不良、皮肤色素沉着、生长激素细胞增生、甲状腺功能亢进、皮质醇增多等。在该综合征患者的内分泌和非内分泌组织中可检测到 $Gs\alpha$ 基因突变。在侵袭性催乳素瘤和远处转移的垂体癌中,发现 Ras 基因突变,推测 Ras 基因突变在恶性肿瘤的形成和生长中发挥重要作用。垂体瘤转化基因在所有垂体瘤中高表达,尤其是催乳素瘤。

(二)其他

垂体富含碱性成纤维细胞生长因子,它可刺激垂体细胞有丝分裂。垂体腺瘤表达 FGF-4,转染 FGF-4 能刺激肿瘤血管生成。外周靶腺功能不全、补充雌激素、辐射等因素也可能参与垂体肿瘤的发生。

三、病理生理

垂体瘤因其病理类型和激素分泌状态不同而呈现不同的病理生理变化和临床特征。生长激素分泌型肿瘤可分泌过量生长激素,发生于青春期前,骨骺未融合者引起巨人症；发生于青春期，骨骺已融合者为肢端肥大症。催乳素分泌型肿瘤可分泌过量催乳素，通过抑制促性腺激素释放激素的分泌，减少黄体生成激素和卵泡刺激素的释放，造成患者性腺功能减退。促肾上腺皮质激素分泌型肿瘤分泌过量促肾上腺皮质激素，造成肾上腺皮质激素过度分泌，从而导致库欣综合征。促甲状腺激素分泌型肿瘤很少见，可引起甲状腺激素过量分泌，造成甲状腺功能亢进症。另外，垂体肿瘤局部浸润，可引起肿瘤的占位效应。无功能腺瘤或促性腺激素分泌型肿瘤，常以肿瘤的占位效应为首发表现。其他垂体腺瘤可能来源于嗜酸性干细胞、催乳素生长激素细胞、嗜酸性粒细胞、混合型生长激素和催乳素细胞或其他多激素细胞等。鞍区病变的占位效应取决于肿物的大小、解剖位置和扩展方向。侵袭性肿瘤主要向组织较疏松、局部压力较低的区域生长，常侵犯鞍上及鞍旁区。肿瘤最终会侵犯骨质，造成相应的临床表现。

四、临床表现

垂体腺瘤的临床表现常与激素的异常分泌和垂体肿物局部扩张有关。若垂体癌发生颅外转移，可产生相应的临床表现，较为罕见。

（一）肿瘤的占位效应

1.头痛

蝶鞍内肿瘤的主要特征是头痛。鞍内肿瘤生长造成鞍内压力的微小变化即可使硬脑膜受牵拉而产生头痛。头痛的严重程度与腺瘤的大小及局部扩张情况无必然联系。鞍膈或硬脑膜轻度受累即可引起持续性头痛。多巴胺受体激动剂或生长抑素类似物在治疗较小的功能性垂体肿瘤时常可使头痛得到显著改善。突发的严重头痛伴恶心、呕吐及意识状态改变可能是由于垂体腺瘤出血梗死引起，急需手术治疗。

2.视神经结构受累

肿瘤向鞍上侵犯压迫视交叉，会导致视野缺损。患者可表现为双颞侧上方视野缺损或双颞侧偏盲，进而鼻侧视野受累，严重时可导致失明。另外，视神经受到侵犯或脑脊液回流障碍也会导致视力减退。长期视交叉受压会导致视盘苍白。

3.垂体柄受压

垂体柄受压可阻断下丘脑激素及多巴胺到达垂体，导致垂体功能减退症。生长激素缺乏和低促性腺激素型性腺功能减退症较常见。而催乳素细胞失去多巴胺抑制，催乳素水平会轻度升高（一般$<200\ \mu g/L$）。多巴胺受体激动剂可以

降低催乳素水平,并使催乳素瘤体积减小,但不能缩小非催乳素分泌型肿瘤的体积,故应注意鉴别以免延误病情。对大腺瘤患者进行垂体减压术,其中约半数患者腺垂体功能减退症可得到改善。垂体肿瘤很少会直接引起中枢性尿崩症,后者如若发生,应怀疑有无颅咽管瘤或其他下丘脑病变存在。

4.其他

肿瘤向侧方侵袭累及海绵窦,可造成第Ⅲ、Ⅳ、Ⅵ对脑神经及第Ⅴ对脑神经的眼支及上颌支麻痹。患者可出现不同程度复视、上睑下垂、面部感觉减退等。垂体肿瘤侵犯鞍底可使蝶窦受累。若侵袭性肿瘤侵犯颚顶,可引起鼻咽部的梗阻、感染或脑脊液漏,但此情况较少发生。罕见颞叶和额叶受累,患者可出现沟回癫痫、人格障碍或嗅觉缺失。侵袭性垂体肿瘤直接侵犯下丘脑可能导致重要的代谢异常,包括体温异常、食欲异常、睡眠障碍、中枢性尿崩症、口渴、性早熟或性腺功能减退等。

(二)激素的分泌异常

功能性垂体瘤可分泌不同的垂体激素,导致相应的临床表现。激素分泌型腺瘤的特点是激素呈自主分泌,失去正常的反馈调节。一般而言,垂体肿瘤越大,其分泌的激素越多。但激素分泌量与肿瘤大小并不总是一致。此外,无功能腺瘤可能因其压迫周围的垂体组织只表现为垂体功能减退的症状,而无激素过度分泌表现。

五、实验室及影像学检查

(一)实验室检查

实验室检查主要包括检测腺垂体激素的分泌情况。如前所述,若鞍区占位没有明显的激素过多分泌而又使垂体柄受压,则可能导致垂体功能减退,如生长激素缺乏、促性腺激素缺乏等,同时可能导致催乳素水平升高。功能性垂体瘤一般都有激素高分泌的生化表现,应行相应的激素检查。当怀疑垂体腺瘤时,初步的激素检查应包括:①血清催乳素;②IGF-1;③血皮质醇分泌昼夜节律/24小时尿游离皮质醇/隔夜小剂量地塞米松抑制试验;④促卵泡激素、促黄体生成素、睾酮;⑤甲状腺功能。

(二)影像学检查

1.MRI检查

MRI对垂体的评估优于其他显像技术,目前已成为垂体肿瘤首选影像诊断方法。如怀疑垂体肿瘤或其他鞍旁肿物，应进行垂体 MRI 而非全脑 MRI，因为常规脑部 MRI 精确度不足以发现小的垂体肿瘤。垂体 MRI 可清晰地显示下丘脑轮廓、垂体柄、垂体、海绵窦、蝶窦及视交叉。正常垂体表面呈平坦或轻度凹陷，而在青春期和妊娠期会轻度凸出。垂体高度在成人约 8 mm，儿童约 6 mm，在青春期、妊娠和产后会暂时的生理性增大。妊娠时，垂体通常不超过 12 mm，垂体柄直径不超过 4 mm。垂体密度在 MRI 显像上轻度不均。在 T_1 加权显像上，由于包含神经分泌颗粒和磷脂的原因，神经垂体成像明亮，成为神经垂体高信号区。而腺垂体信号强度与脑组织相似。在 MRI 上，骨质显像低信号，蝶窦所含气体显像无信号，鞍背脂肪可显像明亮。T_2 加权显像常被用于显示血液或囊液等。使用钆造影剂增强显像后，正常垂体信号显著增强。增强 MRI 主要用于发现垂体微腺瘤及了解海绵窦内部情况。

在 T_1 加权显像上，垂体瘤较周围正常组织信号低，而在 T_2 加权显像上信号加强。应注意垂体瘤大小、范围及周围组织结构受累情况。较大肿瘤中出现低信号区提示坏死或囊性变，出现高信号区提示出血。垂体微腺瘤常常较难被发现，若出现垂体不对称提示微腺瘤可能。

鞍区占位性病变通常在行头部 MRI 检查时偶然被发现，其中多数是垂体腺瘤。而 MRI 也可较好地分辨垂体腺瘤和其他颅内肿物，包括颅咽管瘤、脑膜瘤、囊肿和转移瘤等。

2.CT

CT 可用来显示骨质结构及骨质破坏情况。同时也可显示肿瘤（如颅咽管瘤、脑膜瘤等）的钙化。

（三）眼科检查

由于视交叉易受扩张的肿物压迫而产生相应症状，若患者鞍区占位性病变毗邻视交叉，则应进行视野评估、视觉检测等。

（四）病理检查

对经鼻蝶窦手术获取的肿瘤标本进行病理检查可明确肿瘤类型及临床诊断，为进一步治疗提供依据。

六、诊断及鉴别诊断

垂体瘤的诊断依赖典型的临床表现、影像学及实验室检查。由于垂体腺瘤的治疗和预后与其他非垂体肿物截然不同，故鉴别诊断尤为重要。鞍区占位病变多是垂体腺瘤，如 MRI 发现鞍区占位病变，诊断应首先考虑垂体腺瘤。

(一)垂体增大

妊娠可致催乳素细胞增生,长期原发性甲状腺或性腺功能减退可分别致促甲状腺细胞及促性腺激素细胞增殖。异位生长激素释放激素或促肾上腺皮质激素释放激素分泌会导致生长激素细胞或促肾上腺皮质激素细胞增生。上述情况均可导致垂体增大。

(二)Rathke 囊肿

胚胎发育过程中 Rathke 囊闭锁障碍可导致 Rathke 囊肿的发生。其尸检检出率约 20%。患者通常没有症状,部分患者依囊肿位置及大小不同可出现不同程度的头痛及视力障碍,女性患者可出现闭经。垂体功能减退及脑水肿较少见。MRI 可鉴别垂体腺瘤和 Rathke 囊肿。

(三)颅咽管瘤

颅咽管瘤为鞍旁肿瘤,常发生在垂体柄附近,可向鞍上池扩展,具有局部侵袭特性,但很少发生恶变。肿瘤起源于 Rathke 囊残迹的鳞状上皮,一般较大,呈囊性,常有钙化。颅咽管瘤约占全部颅内肿瘤的 3%,常在儿童或青春期被诊断。患者主要表现为颅内压增高,可出现头痛、喷射性呕吐、视盘水肿和脑积水等。患者还可出现视神经萎缩、视野缺损、腺垂体功能减退症、尿崩症等。其中尿崩症往往是颅咽管瘤最早出现的特征,这与垂体腺瘤不同,可资鉴别。另外,颅咽管瘤在 MRI 上与正常垂体组织之间有界限,多数患者 CT 显像可出现特征性絮状或凸起的钙化,亦可同垂体瘤相鉴别。

(四)淋巴细胞性垂体炎

本病多见于妊娠和产后女性,其病因不明,可能与自身免疫因素有关。该病的特征为垂体弥漫性淋巴细胞或浆细胞浸润,可造成暂时或永久性的垂体功能减退。偶尔可出现孤立性垂体激素缺乏,提示可能存在选择性特定类型垂体细胞自身免疫性疾病变。患者还可出现头痛、视野缺损、高催乳素血症等。MRI 显示垂体包块,常与垂体腺瘤难以区别。神经垂体高密度亮点消失支持淋巴细胞性垂体炎的诊断。红细胞沉降率常常加快。糖皮质激素治疗有效。

(五)脊索瘤

脊索瘤是一种起源于胚胎脊索的肿瘤。它有局部侵袭性和转移性,进展迅速,常表现为斜坡骨质侵蚀,有时可有钙化。患者可出现头痛、视力障碍、垂体功能低下等。

（六）脑膜瘤

肿瘤通常界限清晰，体积较颅咽管瘤小。鞍上脑膜瘤可直接侵犯垂体，亦有报道称鞍旁脑膜瘤可合并功能性垂体腺瘤。部分患者可出现交叉综合征，表现为双眼视力下降，严重者甚至失明。另外，还可出现高催乳素血症、头痛、视力障碍等。鞍区脑膜瘤与无功能垂体腺瘤往往较难鉴别。MRI 上 T_1 加权显像显示脑膜瘤为均一密度，比垂体组织密度低，增强扫描可显示明显强化。CT 可示硬脑膜钙化。

（七）神经胶质瘤

神经胶质瘤来源于视交叉或视束，常常波及视神经，导致失明。肿瘤主要发生于儿童，80％在 10 岁以下。成人发病者肿瘤的侵袭性更强，约 1/3 伴有神经纤维瘤病。肿瘤可产生局部占位效应，包括视力障碍、间脑综合征、中枢性尿崩症、脑积水等。鞍内起源者罕见，但可引起高催乳素血症，应与催乳素瘤相鉴别。

（八）鞍旁动脉瘤

患者可表现为眼痛、频发头痛、突发脑神经麻痹等。由于鞍旁动脉瘤破裂出血可导致严重后果，故术前诊断尤为重要，垂体瘤患者应仔细排查有无鞍旁动脉瘤。诊断有赖于 MRI 和血管造影。

（九）下丘脑错构瘤

下丘脑错构瘤为神经元和神经胶质细胞非新生物样过度生长，可来源于星形胶质细胞、少突胶质细胞或分化不一的神经元。肿瘤可分泌下丘脑激素，包括促性腺激素释放激素、生长激素释放激素和促肾上腺皮质激素释放激素等，引起儿童性早熟、痴笑样癫痫、精神性运动迟缓、生长异常或肢端肥大症等。MRI 对错构瘤诊断价值有限。

（十）垂体转移癌

垂体肿瘤有时来源于其他部位肿瘤转移，常见的原发肿瘤包括乳腺癌、肺癌、胃肠道肿瘤等。垂体转移瘤约半数来源于乳腺癌。由于影像学较难区别垂体转移癌和垂体瘤，确诊需要术后病理检查。

七、治疗

垂体瘤的治疗目标是缓解局部压迫、维持正常垂体激素水平、保护正常垂体细胞功能、防止腺瘤复发。目前垂体瘤的治疗方法包括手术、放射治疗和药物治疗。应根据肿物性质、大小、局部压迫等情况综合判断选择合适的治疗方案。

（一）手术治疗

除催乳素瘤外,手术治疗通常是垂体瘤的首选治疗方式。手术治疗的目标是降低过度分泌的激素水平、去除肿物对周围组织结构的压迫、预防肿瘤进一步增大;同时,应尽可能保护残余垂体内分泌功能。

（二）放射治疗

单用放射治疗很少能使肿瘤完全缓解,因此很少作为垂体肿瘤的首选治疗方式,主要作为手术及药物治疗的辅助治疗。主要指征包括顽固性激素过度分泌、垂体肿瘤切除不全、有手术禁忌或术后肿瘤复发可能性大者。复发的库欣病较适合放射治疗,尤其是年轻患者。而催乳素瘤一般药物治疗有效,很少使用放射治疗。放射治疗的起效时间一般较长,有时需数年,立体定位技术的使用已大大缩短这一时间。立体定向放射是利用外部电离辐射束和立体定位系统,用高能放射线损伤或摧毁靶区域从而达到治疗目的,主要包括伽马刀、直线加速器和高能质子束。其中,伽马刀立体定向放射治疗最为常用。放射治疗的短期并发症主要包括一过性恶心、乏力、头痛、脱发等。50%～70%的患者后期可发生腺垂体功能减退,神经垂体功能受损少见。放射治疗后应终身随访并进行腺垂体激素水平测定。

（三）药物治疗

根据垂体肿瘤类型选用不同的药物治疗。多巴胺受体激动剂作为催乳素瘤的主要治疗方法,可使催乳素水平迅速下降,并可缩小肿瘤体积。它还可用于肢端肥大症的治疗。常用多巴胺受体激动剂有溴隐亭、卡麦角林等。生长抑素类似物可抑制多种激素分泌,如生长激素和促甲状腺激素等,目前已被用于治疗肢端肥大症和促甲状腺激素分泌型肿瘤。另外,生长激素受体拮抗剂(培维索孟)可阻断生长激素生物学作用,也可用于肢端肥大症的治疗。抑制类固醇生物合成的药物可用于库欣病的辅助治疗,如酮康唑、甲吡酮、米托坦等。米非司酮可拮抗皮质醇作用,也可用于库欣综合征的治疗。促肾上腺皮质激素瘤和无功能腺瘤一般对药物治疗无效,应选择手术和/或放射治疗。

八、预后

由于多数垂体瘤是良性肿瘤,生长缓慢。早期治疗可缩小肿瘤体积,缓解占位效应,并使激素水平得到恢复。患者常需终身随访及治疗。垂体瘤手术前视力受损严重者,术后恢复的可能性较小。无功能腺瘤的临床转归一般较好。垂体癌预后不佳。

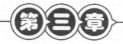

甲状腺疾病

第一节 甲状腺功能亢进症

一、概述

甲状腺功能亢进症简称甲亢,是指由多种病因导致甲状腺激素产生和分泌过多,引起以神经、循环、消化等多个系统兴奋性增高和代谢亢进为主要表现的一种临床综合征。引起甲亢的病因很多,临床上以弥漫性毒性甲状腺肿最常见,约占所有甲亢患者的 85%,其次为结节性甲状腺肿伴甲亢,其他少见病因有碘甲亢、垂体性甲亢、促甲状腺激素瘤等(表 3-1)。

表 3-1　甲亢的病因分类

一、甲状腺性甲亢

　1.弥漫性毒性甲状腺肿

　2.桥本甲亢

　3.多结节性毒性甲状腺肿(多结节性甲状腺肿伴甲亢)

　4.毒性甲状腺腺瘤(单发或多发)

　5.自主性高功能甲状腺结节

　6.多发性自身免疫性内分泌腺病综合征伴甲亢

　7.滤泡状甲状腺癌伴甲亢

　8.新生儿甲亢

　9.遗传性毒性甲状腺增生症/遗传性毒性甲状腺肿

　10.碘甲亢

二、垂体性甲亢

　1.垂体促甲状腺激素瘤或促甲状腺激素细胞增生

　2.垂体型甲状腺激素不敏感综合征

三、伴瘤综合征(分泌促甲状腺激素或促甲状腺激素类似物等)

    1.异位促甲状腺激素综合征

    2.绒毛膜促性腺激素相关性甲亢(绒毛膜癌、葡萄胎、侵蚀性葡萄胎、多胎妊娠等

四、卵巢甲状腺肿伴甲亢

五、医源性甲亢

六、一过性甲亢

    1.亚急性甲状腺炎

    (1)亚急性肉芽肿性甲状腺炎

    (2)亚急性淋巴细胞性甲状腺炎(产后甲状腺炎等)

    (3)亚急性揭伤性甲状腺炎(手术、活检、药物等)

    (4)亚急性放射性甲状腺炎

    2.慢性淋巴细胞性甲状腺炎

二、弥漫性毒性甲状腺肿

弥漫性毒性甲状腺肿也称 Basedow 病或 Parry 病,以甲状腺激素生成和分泌过多及弥漫性甲状腺肿为特征,可伴有其他表现如突眼、皮肤改变(特别是胫前黏液样水肿)等。弥漫性毒性甲状腺肿属于甲状腺激素分泌增多的器官特异性自身免疫性疾病,多见于成年女性,男女之比为 1:(4~6),以 20~40 岁女性多见。

(一)病因与发病机制

弥漫性毒性甲状腺肿发病与自身免疫有关,属于器官特异性自身免疫性疾病。它与慢性淋巴细胞性甲状腺炎和产后甲状腺炎等同属于自身免疫性甲状腺病。

1.自身免疫

弥漫性毒性甲状腺肿患者的血清中存在多种抗甲状腺自身抗原的抗体,如甲状腺球蛋白抗体、甲状腺过氧化物酶抗体和促甲状腺激素受体抗体,其中引起甲亢最重要的抗体是促甲状腺激素受体抗体,也称为促甲状腺激素结合抑制性免疫球蛋白。促甲状腺激素受体存在于甲状腺滤泡细胞胞膜上,属于一种特异性蛋白质,促甲状腺激素通过促甲状腺激素受体对甲状腺的生长、发育及功能维持发挥作用。长期以来,促甲状腺激素受体一直被认为是弥漫性毒性甲状腺肿发病中重要的自身抗原,与其自身抗体促甲状腺激素受体抗体相互作用引起相

应的病理生理改变。弥漫性毒性甲状腺肿甲亢的发病机制是由于升高的促甲状腺激素受体抗体与促甲状腺激素受体结合,通过腺苷酸环化酶(cAMP)、磷脂酰肌醇-Ca^{2+}和/或磷脂酶A2途径产生与促甲状腺激素相似的生物学效应,即甲状腺细胞增生、甲状腺激素合成及分泌增加。现已有多项研究利用编码促甲状腺激素受体全长或A亚单位的质粒或病毒直接免疫动物,或用促甲状腺激素受体转染细胞免疫动物等方法成功制备了与人类弥漫性毒性甲状腺肿特征相近的动物模型,进一步证明了促甲状腺激素受体与促甲状腺激素受体抗体相互作用在弥漫性毒性甲状腺肿发病中的作用。

促甲状腺激素受体抗体分为3种类型,即促甲状腺激素受体刺激性抗体、促甲状腺激素受体刺激阻断抗体和甲状腺生长免疫球蛋白,它们与促甲状腺激素受体结合的部位不同。促甲状腺激素受体刺激性抗体与促甲状腺激素受体结合,产生类似促甲状腺激素的生物效应,激活腺苷酸环化酶信号系统,导致甲状腺细胞增生,甲状腺激素合成和分泌增加。所以,促甲状腺激素受体刺激性抗体是弥漫性毒性甲状腺肿的致病性抗体。95%未经治疗的弥漫性毒性甲状腺肿患者促甲状腺激素受体刺激性抗体阳性,母体的促甲状腺激素受体刺激性抗体也可以通过胎盘,导致胎儿或新生儿发生甲亢。促甲状腺激素受体刺激阻断抗体与促甲状腺激素受体结合后阻断促甲状腺激素与受体的结合,抑制甲状腺增生和甲状腺激素的产生。促甲状腺激素受体刺激阻断抗体是自身免疫性甲状腺炎发生甲状腺功能减退(简称甲减)的原因之一。弥漫性毒性甲状腺肿患者可有刺激性和阻断性两种抗体并存,临床上弥漫性毒性甲状腺肿患者发生自发性甲状腺功能减退与血清促甲状腺激素受体刺激阻断抗体的出现相关。甲状腺生长免疫球蛋白与甲状腺促甲状腺激素受体结合,其生物学效应与促甲状腺激素受体刺激性抗体不同,它仅刺激甲状腺细胞增生,不引起甲亢。除促甲状腺激素受体抗体外,50%～90%的弥漫性毒性甲状腺肿患者也存在其他针对甲状腺的自身抗体,如甲状腺过氧化物酶抗体、甲状腺球蛋白抗体。弥漫性毒性甲状腺肿患者存在甲状腺过氧化物酶抗体和甲状腺球蛋白抗体进一步支持本病的自身免疫病因学说,临床观察发现存在高滴度甲状腺过氧化物酶抗体和甲状腺球蛋白抗体的患者在治疗中易于发生甲状腺功能减退。近来发现弥漫性毒性甲状腺肿患者血清中还存在针对钠碘转运蛋白的自身抗体,其病理生理作用尚不清楚。

甲状腺相关性眼病的发生可能与致病基因、自身免疫、环境、吸烟等因素相关。患者血循环中存在针对眶后成纤维细胞的自身抗体和针对眼外肌的自身抗体。已经发现Graves眼病的眶后脂肪组织内存在合成促甲状腺激素受体细胞外侧链的 mRNA;体外实验证实,眶内前脂肪细胞能够被刺激转化为表达促甲状腺激素受体的脂肪细胞,从而成为 Graves 眼病的自身抗原。

弥漫性毒性甲状腺肿动物模型的研究近年来进展较快,我国于 2006 年通过编码促甲状腺激素受体 A 亚单位的腺病毒免疫动物成功制备了弥漫性毒性甲状腺肿小鼠模型,在此基础上于 2011 年在小鼠新生期成功诱导了对弥漫性毒性甲状腺肿的免疫耐受,随后又成功建立了恒河猴弥漫性毒性甲状腺肿模型,这对弥漫性毒性甲状腺肿发病机制及防治研究会产生重要影响。

2.遗传

部分患者有家族史,同卵双生子相继发生弥漫性毒性甲状腺肿者达 30%～60%(异卵双生子为 3%～9%)。弥漫性毒性甲状腺肿亲属中患弥漫性毒性甲状腺肿和桥本甲状腺炎的比率高于一般人群。这些都提示弥漫性毒性甲状腺肿与遗传有一定关系。既往研究认为弥漫性毒性甲状腺肿与组织相容性复合体有一定关联。

3.环境因素

环境因素可能参与弥漫性毒性甲状腺肿的发生,如吸烟、细菌感染、性激素、应激、摄碘等都对本病的发生和发展有影响。

(二)病理和病理生理

甲状腺呈不同程度的弥漫性肿大。甲状腺滤泡上皮细胞增生肥大,呈高柱状或立方状,滤泡细胞由于过度增生而形成乳头状折叠凸入滤泡腔内。甲状腺内可有淋巴细胞浸润,或形成淋巴滤泡。浸润性突眼患者的球后组织有脂肪细胞、淋巴细胞和浆细胞浸润,黏多糖增多;肌纤维增粗,纹理模糊,透明变性。可出现断裂和破坏。胫前黏液性水肿局部可见黏蛋白样透明质酸沉积,肥大细胞、巨噬细胞和成纤维细胞浸润。

促甲状腺激素受体刺激性抗体与促甲状腺激素受体结合激活促甲状腺激素受体,模拟促甲状腺激素作用导致甲状腺激素产生和分泌增多。血中甲状腺激素的升高抑制垂体促甲状腺激素的分泌。增高的甲状腺激素促进心、肝、肾、骨骼和脂肪细胞的氧化磷酸化,腺苷三磷酸分解增多,氧耗和产热增加。三碘甲状腺原氨酸还刺激线粒体解偶联蛋白增加棕色脂肪的分解,使能量以热能散发。甲状腺激素还具有儿茶酚胺样作用,可促进蛋白质分解,升高基础代谢率,加速营养物质的消耗。甲状腺激素还直接与儿茶酚胺协同刺激神经、心血管系统,产生一系列心血管表现,如外围血管阻力降低、心肌收缩力加强、心率加快等。

（三）临床表现

女性多见，男女之比为 1∶（4～6），各年龄组均可发病，以 20～40 岁为多见。多数起病缓慢，少数可在精神创伤和感染后急性起病。典型临床表现有甲状腺激素分泌过多综合征、甲状腺肿大和眼部表现。

1.甲状腺激素分泌过多综合征

（1）高代谢综合征：患者常有怕热、多汗，可有低热；皮肤温暖、潮湿；体重减轻、疲乏无力，甚至恶病质等。甲状腺激素促进肠道糖的吸收，加速糖的氧化利用和肝糖分解，故可致糖耐量降低或使原有糖尿病加重；甲状腺激素促进脂肪的分解和氧化，常致血胆固醇降低。蛋白质分解代谢加速致负氮平衡、体重下降。

（2）精神神经系统：患者常有神经过敏、紧张忧虑、烦躁易怒、多言好动、思想不集中、失眠不安、记忆力减退；重则偏执，甚至出现轻度躁狂症或精神分裂症；也有淡漠、寡言、抑郁者；伸舌或双手向前平举时有细震颤，腱反射活跃，反射时间缩短。

（3）心血管系统：患者诉心悸、胸闷、气短等。体征包括：①心动过速，常为窦性，多为持续性，心率 90～120 次/分，睡眠和休息时有所减慢，但仍高于正常；②心尖部第一心音亢进，常有收缩期杂音；③心律失常，尤其以房性期前收缩较常见，其次为阵发性或持续性心房颤动，也可为室性或交界性期前收缩，偶见房室传导阻滞；④心脏扩大，当心脏负荷加重、合并感染或因持续性心房颤动可诱发充血性心力衰竭；⑤收缩压升高、舒张压下降、脉压增大，有时可出现毛细血管搏动征、水冲脉等周围血管征。

（4）消化系统：患者常有食欲亢进、多食易饥；由于胃肠蠕动加快、消化吸收不良，可出现排便次数增多或腹泻；少数可出现肝功能异常，转氨酶升高，偶有肝大、黄疸；老年患者可有食欲减退、厌食、恶心、呕吐。

（5）生殖系统：女性患者常有月经减少、经期延长；少数患者可有闭经；生育能力下降，易流产；男性可出现阳痿，偶有乳腺发育。

（6）造血系统：外周血白细胞总数和中性粒细胞总数偏低、淋巴细胞绝对值和百分比增多及单核细胞计数增多。血小板寿命可缩短。弥漫性毒性甲状腺肿易合并血小板减少性紫癜。

（7）肌肉骨骼系统：甲亢患者可发生周期性瘫痪，称甲状腺毒性周期性瘫痪，病变主要累及下肢，发作时常伴血钾降低，多见于 20～40 岁亚洲男性患者；发病诱因有剧烈运动、饱餐、高碳水化合物饮食、使用胰岛素等。甲状腺毒性周期性瘫痪病程呈自限性，甲亢控制后可以自行缓解。少数患者可发生甲亢性肌病，主要累及近端肌群(肩胛带及骨盆带肌群等),也可累及远端肌群。表现为肌肉萎缩,蹲起、梳头困难等。约有 1% 弥漫性毒性甲状腺肿患者可伴发重症肌无力,主要累及眼部肌群,表现为眼睑下垂,眼球运动障碍和复视,朝轻暮重,对新斯的明有良好反应。

甲亢患者可有颜面潮红,皮肤光滑细腻,少皱纹,触之温暖湿润。部分患者有色素减退,也可出现白癜风、毛发脱落或斑秃。本病可发生增生性骨膜下骨炎,也称 Graves 肢端病,外形似杵状指或肥大性骨关节病,X 线检查在病变区可发现广泛性、对称性骨膜下新骨形成,形状不规则。

2.甲状腺肿

患者有程度不等的弥漫性对称性甲状腺肿大,质软、无压痛,病史较长者质韧、随吞咽动作上下移动。由于甲状腺血流量增多,在甲状腺左叶、右叶上下极可听到收缩期吹风样或连续性收缩期增强的血管杂音,可触及震颤。杂音和震颤为本病的特异性体征,有重要诊断意义。少数无甲状腺肿大或甲状腺位于胸骨后纵隔内者,需要放射性核素扫描或 X 线检查确定。

3.眼部表现

弥漫性毒性甲状腺肿患者常有眼部表现。大部分较轻,仅有眼征,无明显症状,称为非浸润性(单纯性、良性)突眼。少部分患者(约占所有弥漫性毒性甲状腺肿患者的 5%)眼球明显突出,并有明显的症状和体征,称为浸润性(恶性)突眼。由于浸润性突眼也可见于桥本甲状腺炎及甲低患者,故也有文献称其为甲状腺相关性眼病。

(1)非浸润性突眼:无症状。常见眼征有:①轻度突眼,突眼度一般在 18 mm 以内;②眼裂增宽;③瞬目减少和凝视;④上眼睑移动滞缓:眼睛下视时上眼睑不能及时随眼球向下移动,可在角膜上缘看到白色巩膜;⑤眼睛向上看时,前额皮肤不能皱起;⑥两眼看近物时,眼球内聚减退或不能视物。非浸润性突眼主要因交感神经兴奋性增高所致。

(2)浸润性突眼:见后文。

(四)特殊临床表现和类型

1.甲状腺危象

见后文。

2.黏液性水肿

弥漫性毒性甲状腺肿患者约 5% 发生黏液性水肿,出现典型的对称性皮肤损害,多发生在小腿胫骨前下 1/3 处,也可见于足背、踝关节、肩部、膝部、上肢、手背及手术瘢痕处等,偶见于面部。皮肤损害大多为对称性,早期皮肤增厚、变粗,呈大小不等的红褐色或暗紫红色突起不平的斑块或结节,边界清楚,后期皮肤粗厚,呈片状或结节状叠起,最后呈树皮状,皮肤损害融合,有深沟,覆以灰色或黑色疣状物,可伴继发感染和色素沉着。

3.新生儿甲亢

新生儿甲亢可分两种情况:第一种较常见,母亲妊娠时患甲亢,母体内的促甲状腺激素受体刺激性抗体通过胎盘进入胎儿体内,使胎儿发病,出生后 1～3 个月出现甲亢表现,但可自行缓解;第二种罕见,为促甲状腺激素受体激活性突变所致,突变的促甲状腺激素受体呈持续性激活状态,通过 G 蛋白偶联持续激活腺苷环化酶,刺激细胞内 cAMP 生成,从而刺激甲状腺激素合成和甲状腺细胞生长引起甲亢。该型甲亢持续存在。本病患儿可出现多动、多汗、易兴奋、呕吐、腹泻、发热等症状,哺乳量增多而体重不增,重者可出现心律不齐和心力衰竭。

4.淡漠型甲亢

淡漠型甲亢多见于老年患者,发病隐匿,甲状腺激素分泌过多综合征、甲状腺肿和眼征均不典型,主要表现为神志淡漠、心悸、乏力、嗜睡、反应迟钝、晕厥、厌食、明显消瘦等。常以某一系统的表现为主,如腹泻、厌食等消化系统症状,或仅表现为原因不明的阵发性或持续性心房颤动。年老者可合并心绞痛、心肌梗死、心律失常等,易与冠心病相混淆。由于甲亢长期未能得到及时诊治而易发生甲状腺危象。

5.甲亢性心脏病

甲亢性心脏病是甲亢最常见的并发症之一。甲亢患者中该并发症的发病率为 10%～22%,在 60 岁以上的患者中可占 25% 以上。美国纽约心脏病协会提出的甲亢性心脏病的诊断标准为:①房性心律失常(房性心动过速、心房扑动或心房颤动)、心脏增大或心室衰竭;②伴甲亢的临床体征和生化证据;③特殊治疗后,以上所见消失。

国内学者提出的诊断标准是在确诊甲亢以后,具备下列心脏异常至少一项。①心律失常:心房颤动最为常见,或为较少见的心房扑动、阵发性室上性心动过速和快速的室性心律失常等;②心脏增大;③心力衰竭;④心绞痛或心肌梗死;并且排除其他原因的心脏病,甲亢治愈或控制后,心脏病变消失或未见消失但长期随访未发现其他心脏病。

6.三碘甲状腺原氨酸型甲亢

甲亢时,产生三碘甲状腺原氨酸和甲状腺素的比例失调,三碘甲状腺原氨酸产生量显著多于甲状腺素所致,发生的机制尚不清楚。弥漫性毒性甲状腺肿、毒性结节性甲状腺肿和自主高功能腺瘤都可以发生三碘甲状腺原氨酸型甲亢。老年人多见。实验室检查总甲状腺素、血清游离甲状腺素正常,总三碘甲状腺原氨酸、血清游离三碘甲腺原氨酸升高,促甲状腺激素降低,碘-131摄碘率增加。

7.妊娠期甲亢

见后文。

8.甲状腺相关性眼病

见后文。

9.亚临床型甲亢

其特点是血清三碘甲状腺原氨酸、甲状腺素正常,促甲状腺激素降低。本证可发生在弥漫性毒性甲状腺肿早期、弥漫性毒性甲状腺肿经手术或放射碘治疗后、各种甲状腺炎恢复期等。可呈一过性也可持续存在,并成为甲亢的一种特殊临床类型,少数可进展为显性甲亢。

(五)辅助检查

1.总三碘甲状腺原氨酸和总甲状腺素测定

总三碘甲状腺原氨酸和总甲状腺素是判定甲状腺功能最基本的筛选指标。全部甲状腺素和20%的三碘甲状腺原氨酸由甲状腺滤泡上皮直接合成和分泌,80%的三碘甲状腺原氨酸由甲状腺素在外周组织脱碘而来。血液中绝大部分的甲状腺激素都处于结合状态,据测算循环中的三碘甲状腺原氨酸只有0.3%呈游离状态,游离甲状腺素占总甲状腺素的比例更低,只有0.003%。总三碘甲状腺原氨酸和总甲状腺素分别代表结合与游离三碘甲状腺原氨酸和甲状腺素的总量,故总三碘甲状腺原氨酸和总甲状腺素均受甲状腺素结合球蛋白等甲状腺激素载体蛋白的影响。妊娠、雌激素、病毒性肝炎等因素可刺激肝脏甲状腺素结合球蛋白的合成,从而增加血浆总三碘甲状腺原氨酸和总甲状腺素的水平;反之,雄激素、低蛋白血症(严重肝病、肾病综合征等)、泼尼松等因素可抑制肝脏甲状腺素结合球蛋白的合成,进而降低血浆总三碘甲状腺原氨酸和总甲状腺素的水平。总三碘甲状腺原氨酸浓度常与总甲状腺素的改变平行,但在甲亢初期与复发早期,总三碘甲状腺原氨酸上升往往很快,总甲状腺素上升较慢。

2.血清游离三碘甲腺原氨酸和血清游离甲状腺素测定

血清游离三碘甲腺原氨酸和血清游离甲状腺素不受甲状腺素结合球蛋白等

结合蛋白的影响,是甲状腺激素中具有代谢活性的部分,能更直接反应甲状腺的功能。当存在上述妊娠、服用雌激素等影响甲状腺素结合球蛋白水平的因素时,选用血清游离三碘甲腺原氨酸、血清游离甲状腺素较为可靠。理论上血清游离三碘甲腺原氨酸和血清游离甲状腺素测定的敏感性和特异性均高于总三碘甲腺原氨酸和总甲状腺素,但其测定方法的稳定性不及总三碘甲腺原氨酸和总甲状腺素测定。在甲亢初期或复发早期血清游离三碘甲腺原氨酸和血清游离甲状腺素升高可先于总三碘甲腺原氨酸和总甲状腺素。

3.促甲状腺激素测定

促甲状腺激素由腺垂体分泌,作用于甲状腺,促进甲状腺激素的合成和分泌,而甲状腺激素反馈抑制促甲状腺激素分泌。甲状腺功能改变时,促甲状腺激素的变化较三碘甲腺原氨酸、甲状腺素更迅速而显著,故血中促甲状腺激素是反映下丘脑-垂体-甲状腺轴功能的敏感指标,尤其对亚临床甲亢和亚临床甲减的诊断有重要意义。原发性甲亢时,促甲状腺激素降低,总三碘甲腺原氨酸、总甲状腺素、血清游离三碘甲腺原氨酸、血清游离甲状腺素升高;亚临床甲亢时促甲状腺激素降低,总三碘甲腺原氨酸、总甲状腺素、血清游离三碘甲腺原氨酸、血清游离甲状腺素在正常范围。服用过量甲状腺激素也可使促甲状腺激素降低。

4.促甲状腺激素受体抗体测定

目前临床上常用受体分析法检测促甲状腺激素受体抗体,该抗体阳性说明受检者血清中存在针对促甲状腺激素受体的抗体,但是不能区分抗体的生物活性,促甲状腺激素受体抗体包括促甲状腺激素受体刺激性抗体和促甲状腺激素受体刺激阻断抗体。由于弥漫性毒性甲状腺肿患者血清中促甲状腺激素受体抗体的80%～90%为促甲状腺激素受体刺激性抗体,因此存在临床甲亢的情况下,一般可以将促甲状腺激素受体抗体视为促甲状腺激素受体刺激性抗体。促甲状腺激素受体抗体测定的临床应用:①有助于甲亢的病因诊断,甲亢患者促甲状腺激素受体抗体阳性提示为弥漫性毒性甲状腺肿;②对预测抗甲状腺药物治疗后甲亢复发有一定意义,可作为治疗后停药的重要指标;③对于有弥漫性毒性甲状腺肿或既往患有弥漫性毒性甲状腺肿的妊娠妇女,有助于预测胎儿或新生儿甲亢发生的可能性。

5.甲状腺球蛋白抗体和甲状腺过氧化物酶抗体测定

甲状腺球蛋白为甲状腺滤泡胶质的主要成分,具有高度异质性,免疫结构复杂。甲状腺球蛋白抗体是最早发现的甲状腺自身抗体。甲状腺过氧化物酶是一种膜蛋白,参与滤泡细胞顶端的甲状腺激素合成。甲状腺过氧化物酶抗体过去称为甲状腺微粒体抗体,是一组针对不同抗原决定簇的多克隆抗体。甲状腺球蛋白抗体和甲状腺过氧化物酶抗体是诊断桥本甲状腺炎的重要指标,Graves 甲亢患者可呈低度阳性。甲亢初期甲状腺球蛋白抗体和甲状腺过氧化物酶抗体高滴度阳性者提示可能为桥本甲状腺炎所致的一过性甲亢或 Graves 甲亢同时伴有桥本甲状腺炎。

6.甲状腺碘-131 摄取率测定

甲状腺碘-131 摄取率测定过去是诊断甲亢的重要指标,由于三碘甲状腺原氨酸、甲状腺素及超敏感促甲状腺激素测定方法的广泛开展,现已较少应用本法来诊断甲亢,但可用于鉴别甲状腺毒症的病因。主要用于与亚急性甲状腺炎、无痛性甲状腺炎等的鉴别诊断。甲状腺碘-131 摄取率正常值:3 小时为 5％～25％,24 小时为 20％～45％,高峰在 24 小时。甲亢患者的典型表现为摄取率增高和高峰前移,而甲状腺炎往往表现为摄取率降低。该项检查禁用于妊娠和哺乳期妇女。

7.影像学检查

弥漫性毒性甲状腺肿时,甲状腺超声检查显示甲状腺呈弥漫均匀性增大,边缘规则,内部回声多呈密集、增强光点,分布不均匀,部分有低回声小结节状改变。腺体肿大明显时,常有周围组织受压和血管移位表现。多普勒彩色血流显像示甲状腺腺体内血流呈弥漫性分布,血流量明显增多,同时可见显著低阻力的动脉频谱和湍流频谱及甲状腺上动脉、下动脉管径明显增宽。

计算机断层扫描或磁共振成像可观察眼外肌受累的情况,评价眼外肌及眼球位置,排除肿瘤的可能性,有助于甲状腺相关性眼病的诊断,也有助于异位甲状腺肿的诊断。

(六)诊断与鉴别诊断

1.诊断

典型患者经详细询问病史,根据特征性表现如弥漫性甲状腺肿、浸润性突眼、临床高代谢的症状和体征,以及促甲状腺激素受体抗体阳性、总三碘甲状腺原氨酸、总甲状腺素、血清游离三碘甲腺原氨酸和血清游离甲状腺素升高、促甲状腺激素降低的血清学检查,即可诊断弥漫性毒性甲状腺肿。

2.鉴别诊断

(1)单纯性甲状腺肿:可有甲状腺肿大,但无甲亢症状;甲状腺摄碘--131 率可升高,但无高峰前移;血清促甲状腺激素受体刺激性抗体、甲状腺球蛋白抗体、甲状腺过氧化物酶抗体阴性。

（2）神经症：神经症患者可有烦躁、焦虑、失眠、体重减轻等症状，但无高代谢综合征、甲状腺肿、突眼；甲状腺功能正常。

（3）嗜铬细胞瘤：嗜铬细胞瘤患者可因血中肾上腺素和去甲肾上腺素升高而引起心悸、出汗、心率增快等类似甲亢的表现。但嗜铬细胞瘤患者无甲状腺肿和突眼；甲状腺功能正常；血压明显升高且有阵发波动；血及尿中儿茶酚胺及其代谢物升高，肾上腺影像学有异常改变。

（4）碘甲亢：过量的碘可引起某些结节性甲状腺肿及自身免疫性甲状腺病发生甲状腺功能改变，使患者发生甲亢。过量的碘主要来源于造影剂和乙胺碘呋酮及含碘食物。碘甲亢有过量碘摄入史，通常甲亢较轻，轻度甲状腺肿大、质硬、无痛、无血管杂音；摄碘率降低（<3%），甲状腺显像不显影。停用碘剂后，临床和生化在 1～3 个月将自然恢复正常。

（5）垂体性甲亢：临床有甲亢，化验三碘甲状腺原氨酸、甲状腺素升高，但促甲状腺激素不降低或升高。无突眼及局限性黏液性水肿。垂体磁共振成像可发现垂体瘤。

（七）一般治疗

减少碘的摄入量是甲亢的基础治疗之一。碘是甲状腺激素合成的原料，大量摄入碘会加重病情和延长病程，并增加复发可能，因此应忌食含碘丰富的食物，并避免服用含碘药物和造影剂等。补充足够热量和营养，包括糖、蛋白质和B族维生素。在高代谢状态未能改善之前，患者可采用高蛋白、高热量饮食，也应保证充足的饮水。平时不宜饮浓茶、咖啡等刺激性饮料。注意休息，必要时应用小剂量镇静催眠剂和β受体阻滞剂改善患者的焦虑症状。

（八）甲亢的治疗

目前甲亢的治疗仍以抗甲状腺药物、放射性碘、手术治疗这3种方法为主，尚缺乏针对甲亢病因的有效治疗措施。

1.抗甲状腺药物治疗

抗甲状腺药物自20世纪40年代引入临床应用，目前仍是治疗甲亢的主要方法，也是国际上（除美国、加拿大）大部分国家主张的首选治疗方法。

其优点为：①疗效肯定；②不破坏甲状腺滤泡结构，故不会造成永久性甲减；③经济，方便，安全。

其缺点为：①疗程长，一般需 1.5～2 年，甚至长达数年；②停药后复发率较高,服药 2 年后停药复发率约为 50％;③少数患者可发生严重粒细胞缺乏症或肝损害等。

抗甲状腺药物包括硫脲类及咪唑类两类,其作用机制为通过抑制甲状腺过氧化物酶而抑制甲状腺激素的合成。代表药物分别为丙硫氧嘧啶和甲巯咪唑。两者口服后从胃肠道吸收,在甲状腺中聚集。甲巯咪唑半衰期长,血浆半衰期为 4～6 小时,剂量较小时可每天单次使用;丙硫氧嘧啶半衰期短,仅为 1～2 小时,需 6～8 小时给药 1 次。丙硫氧嘧啶还可抑制外周组织中甲状腺素向三碘甲状腺原氨酸的转化,所以发挥作用较前者迅速,在抢救甲亢危象时可优先选择丙硫氧嘧啶。总体而言,丙硫氧嘧啶的临床实际疗效要弱于甲巯咪唑。丙硫氧嘧啶与蛋白结合紧密,不易通过胎盘,且在乳汁中的含量较少,所以妊娠伴发甲亢时优先选用。

(1)适应证:①轻、中度甲亢;②甲状腺轻、中度肿大;③20 岁以下青少年优先考虑药物治疗;④孕妇、年老体弱者或由于其他严重疾病不适宜手术者;⑤术后复发,又不宜放射性核素治疗者;⑥术前准备及放射性核素治疗前后的辅助治疗。

(2)剂量和疗程:疗程可分为初治期、减量期和维持期,按病情轻重决定剂量。①初治期:1～3 个月,首选甲巯咪唑,30 mg/d,分 3 次口服,每 4 周复查血清甲状腺激素水平 1 次;如有过敏等禁忌可选用丙硫氧嘧啶,300 mg/d,分 3 次口服,至临床症状缓解或血甲状腺激素恢复正常后开始逐渐减量。②减量期:每 1～3 个月减药 1 次,每次减量甲巯咪唑 2.5～10 mg/d,丙硫氧嘧啶 25～100 mg/d,减至能够维持甲状腺功能正常的最低剂量时用此剂量维持治疗。③维持期:1～1.5 年。

治疗初期应监测血清甲状腺素作为疗效的指标,因为促甲状腺激素的变化滞后于甲状腺激素水平,因此不能用促甲状腺激素作为治疗目标;但治疗中后期促甲状腺激素是重要的监测指标。由于抗甲状腺药物对已合成的甲状腺激素无作用,故通常治疗 2 周后方显效。

(3)停药指征:目前尚缺乏可靠的停药指标,如果甲状腺不大或轻度肿大、促甲状腺激素受体刺激性抗体阴性者停药后复发可能性小,可停药;甲状腺明显肿大、抗甲状腺药物维持剂量较大、促甲状腺激素受体刺激性抗体阳性者,应再延长治疗时间。近期我们的临床观察显示,甲巯咪唑最小剂量(2.5 mg,隔天 1 次)半年以上促甲状腺激素正常可作为停药较可靠的指标,停药后治愈率达 70％。

(4)不良反应:抗甲状腺药物的不良反应一般多发生在治疗的前几周至前几

个月内,也可见于任何时期。甲巯咪唑的不良反应显著低于丙硫氧嘧啶,且与剂量相关,丙硫氧嘧啶的不良反应与剂量无显著相关。最常见的不良反应有皮疹、荨麻疹和关节痛等,发生于 $1\%\sim5\%$ 的服药患者,通常较轻,可用抗组胺药等对症处理,无须停药。如皮疹加重,发生剥脱性皮炎,应立即停药。

粒细胞减少症(粒细胞计数 $<1.5\times10^9/L$)较常见,发病率约为 10%。严重者可发生粒细胞缺乏症(粒细胞计数 $<0.5\times10^9/L$),是抗甲状腺药物治疗最严重的不良反应,主要表现为发热、咽痛、全身不适等,可引起死亡。粒细胞缺乏多发生在抗甲状腺药物治疗后最初的 90 天内或再次用药的 $1\sim2$ 个月,此期间建议每周监测患者的全血细胞计数。并告知每位服用抗甲状腺药物的患者,当出现发热、咽痛或口腔溃疡等症状时及时检查血中白细胞水平。如果外周血白细胞计数 $<3.0\times10^9/L$ 或中性粒细胞计数 $<1.5\times10^9/L$,应加用升白细胞药物如维生素 B_4、利血生等,必要时给予泼尼松口服。一旦发生粒细胞缺乏症应立即停药,并给予粒细胞集落刺激因子在内的综合治疗,如果发现早、治疗及时多预后良好。

抗甲状腺药物引起的肝功能损害并不少见,但一般程度较轻,轻度肝酶异常不需要停用抗甲状腺药物,可自行恢复,也可加用保肝药物辅助治疗。丙硫氧嘧啶可引起严重肝细胞坏死,甚至由此导致死亡。此并发症可发生在服药的任何阶段,多见于用药后的 3 个月内,与服药剂量无关。其临床表现缺乏特异性,实验室检查肝酶学指标明显升高并进行性恶化,肝脏活组织检查呈非特异性肝细胞坏死。甲巯咪唑引起的肝损害相对少见,但与服药剂量有关,主要表现为胆汁淤积性黄疸,血清胆红素升高为主要化验异常,肝酶常轻中度升高。甲巯咪唑引起的肝损害通常出现在用药后的 2 周左右,肝脏病理改变主要为瘀疸,可伴有轻度的细胞损伤。大部分患者即使停用甲巯咪唑,黄疸在短期内仍会加深,停药 8 周后方可改善。甲亢本身及伴发的心功能异常等均可影响到肝脏,故用药前检查患者的肝功能并动态监测有助于确定是否为药物的不良反应。

长期服用抗甲状腺药物的患者可能会出现抗中性粒细胞胞质抗体相关血管炎,其中 88% 和丙硫氧嘧啶相关,甲巯咪唑也有个案报道。在服用丙硫氧嘧啶的患者中,22.6% 可出现抗中性粒细胞胞质抗体阳性,6% 可出现血管炎的相关表现,轻者仅表现为发热、关节痛、皮疹,重者则出现脏器受累,如肾衰竭或呼吸衰竭等,有相关表现时可检测血液抗中性粒细胞胞质抗体水平。

2.其他药物治疗

(1)β受体阻滞剂:β受体阻滞剂对交感神经兴奋症状有很好的疗效,可阻断甲状腺激素对心脏的兴奋作用,对抗甲状腺激素过量所引起的高代谢表现,迅速改善肾上腺素能效应的兴奋症状,如心悸和手抖等。普萘洛尔可抑制 5-脱碘酶,减少甲状腺素转化为三碘甲状腺原氨酸,从而短时间内减轻甲亢的临床症状,本药主要在甲亢初治使用。心悸明显者可给予普萘洛尔 10～20 mg 每天 3 次,对于有支气管疾病者,应选用 β1 受体阻滞剂,如美托洛尔 25～50 mg,每天 2 次。甲亢合并妊娠者慎用。甲亢控制后即可停用。

(2)碘剂:如复方碘溶液,仅用于以下 3 种情况,分别为甲状腺次全切除手术前的准备、甲亢患者接受急症外科手术、甲亢危象的抢救。因为碘是合成甲状腺激素的原料,故不能用于甲亢的常规治疗。

3.放射性碘治疗

碘-131 治疗机制是利用甲状腺具有高度摄取和浓聚碘能力及碘-131 在衰变过程中释放短程 β 射线,使甲状滤泡上皮细胞破坏而减少甲状腺组织。放射性碘治疗后 2～4 周起效,若治疗后 6 个月甲亢仍未有效控制者可考虑第 2 次碘-131治疗。

(1)适应证:①成人 Graves 甲亢伴甲状腺Ⅱ度以上肿大;②对抗甲状腺药物有严重变态反应或抗甲状腺药物治疗期间发生粒细胞缺乏症者;③经过抗甲状腺药物正规治疗反复停药后复发者;④合并严重心、肝、肾疾病不能手术者;⑤结节性甲状腺肿伴甲亢;⑥自主高功能性甲状腺腺瘤。

(2)禁忌证:①妊娠或哺乳期妇女;②对年龄<25 岁的儿童和青少年,放射性碘-131治疗不是首选,但如经抗甲状腺药物正规治疗停药后复发,或抗甲状腺药物治疗期间发生粒细胞缺乏症,且不愿进行手术或有手术禁忌证者,可选碘-131治疗。

(3)并发症:碘-131 治疗后的主要并发症是甲状腺功能减退。第 1 年甲状腺功能低下发病率 10% 以上,且随时间延长发病率增加,5 年达 30%,10 年达 40%～70%。选择碘-131 治疗要权衡甲亢与甲减后果的利弊关系。育龄期妇女至少在治疗 6 个月以后才可怀孕。

4.手术治疗

(1)适应证:①甲状腺巨大,有压迫症状者;②胸骨后甲状腺肿伴甲亢;③中度、重度甲亢,长期服药无效,或停药后复发,或不能坚持服药者;④结节性甲状腺肿伴甲亢;⑤疑似合并甲状腺癌者。

(2)禁忌证:①伴严重 Graves 眼病;②合并严重心、肝、肾疾病,不能耐受手术者;③妊娠前 3 个月和后 3 个月,如病情需要妊娠中期可以手术。

（3）术前准备：应在术前用抗甲状腺药物和β受体阻滞剂进行充分治疗，使甲状腺功能恢复正常。在术前2周开始加用复方碘溶液治疗。

（4）并发症：1%～2%的患者可发生甲状旁腺功能减退症、喉返神经损伤及永久性甲低等。

（九）预后

Graves甲亢药物治疗的缓解率差异较大，从30%～70%，可能与患者的遗传易感性、年龄、病情严重程度、治疗方式及依从性相关。部分甲亢患者终止药物治疗后甲状腺功能持续正常，有些则发展为慢性自身免疫性甲状腺炎甚至发生甲减。放射性碘-131治疗或手术治疗的患者，随着时间的推移，甲减的发病率逐年升高。

三、Graves眼病

Graves眼病多见于40岁以上患者，男性患者多于女性患者，发病机制未完全阐明，可能与遗传、自身免疫、眶内成纤维细胞活性、环境、吸烟等因素有关。

（一）临床表现

本病起病可急可缓，突眼程度与甲亢无明显关系。突眼度多在19 mm以上，除非浸润性突眼的眼征外，尚有畏光、流泪、胀痛、眼内异物感、复视、斜视、视力下降；查体可见眼球明显突出、眼睑肿胀、结膜充血水肿、眼肌麻痹、眼球活动受限、眼睑闭合不全、角膜外露而发生角膜溃疡、全眼炎，甚至失明。甲亢与Graves眼病发生顺序的关系：43%两者同时发生；44%甲亢先于Graves眼病发生；5%患者仅有明显突眼而无甲亢症状，三碘甲状腺原氨酸、甲状腺素在正常范围，称为甲状腺功能正常的Graves眼病。诊断Graves眼病应行眶后计算机断层扫描或磁共振成像检查，可见眼外肌肿胀增粗，同时排除球后占位性病变。

（二）治疗

Graves眼病治疗的关键在于抑制球后和眼外肌的自身免疫反应，保护和恢复视力，缓解眼部不适，改善外观，提高患者的生活质量。一般来说，在疾病早期和活动期治疗效果明显，晚期球后组织一旦发生纤维化，治疗手段有限且预后不佳。伴有Graves眼病的甲亢应以内科抗甲状腺药物治疗为主，治疗过程中注意避免发生甲减。甲亢症状重、甲状腺肿大明显者也可手术治疗。碘-131治疗不会引起新的眼病，但可能会加重活动性眼病，故甲亢合并浸润性突眼者应慎用碘-131治疗，必需应用时需加用糖皮质激素，以预防眼病的恶化。大量临床观察表明该病有自发缓解的倾向,大部分轻度患者仅给予调整甲状腺功能及对症处理即可。如果 Graves 眼病处于中度、重度活动期,优先考虑启动糖皮质激素静脉冲击治疗。

1.轻度 Graves 眼病

患者的眼病病情对日常生活带来的影响较小,仅表现为轻微的眼睑挛缩、轻度眼外肌增粗、眼球突出、无或短暂复视、角膜干涩但尚对润滑液有效等。无须对此类患者启动免疫抑制等特异性治疗方式,一般治疗即可,包括:①尽快使甲状腺功能恢复正常,可减轻眼睑挛缩、凝视、眶周水肿等眼部症状;②戒烟(包括主动吸烟和被动吸烟),防止用眼过度;③低盐饮食、高枕卧位;④戴墨镜,夜间使用眼罩、人工泪液或湿润眼膏等保护角膜缓解干燥异物感等;对于睡眠时眼睑闭合不全的 Graves 眼病患者,睡前结膜囊内涂抗生素眼药膏防止感染;佩戴棱镜改善轻度复视,有色眼镜改善畏光症状。此外,尚需密切观察患者病情,如有波动,应根据具体情况再行判断。

2.中重度 Graves 眼病

中重度 Graves 眼病是指患者的病情对其日常生活造成了很大影响,但患者并不存在严重的视力损害。一般存在下列一项或多项表现:①眼睑挛缩(≥2 mm);②中重度的眼外肌增粗(需行眼眶计算机断层扫描,包括水平位和冠状位);③眼球突出(增长幅度大于等于同性别同种族 3 mm);④不稳定或持续存在的复视。

(1)糖皮质激素治疗:糖皮质激素治疗是 Graves 眼病最经典的治疗方法,其用药途经包括口服、局部治疗和静脉冲击 3 种。其中前两者的疗效不及后者,且口服给药不良反应大,一般不推荐。近年来研究表明甲泼尼龙片静脉冲击治疗能有效缓解重度突眼,降低促甲状腺激素受体抗体浓度,有效率超过 70%,可根据患者情况选择如下方案之一:①0.5 g/1 g,隔天 1 次,静脉滴注 3 天,间隔 3 周,共 3~5 疗程;②0.5 g/1 g,每天 1 次,静脉滴注 3 天,间隔 3 周,共 4~6 疗程;③0.5 g/1 g,每天 1 次,静脉滴注 1 天,每周 1 次,共 6 周;④0.25 g/1 g,每天 1 次,静脉滴注 1 天,每周 1 次,共 6 周。

推荐总剂量一般不超过 8 g。甲泼尼龙片最严重的不良反应为肝坏死,有引起死亡和肝移植的报道。故肝功能异常、有其他肝脏疾病或同时服用其他对肝脏有毒性药物者禁用。其他不良反应包括血压升高、体重增加及糖代谢异常等。

(2)球后放射治疗:适用于不能耐受药物及药物治疗效果不佳的患者。经典的放射治疗方式为每眼(10 Gy/20 Gy),通常在 10~14 天完成,分 10 次,每眼每次 2 Gy。伴有糖尿病视网膜网病变、重度高血压,以及 35 岁以下的患者不适宜放射治疗。

(3)手术治疗:包括眼眶减压术、眼肌手术及眼睑退缩矫正术等。眶减压术可减轻眼球突出的症状、改善面部外观及缓解视神经的压迫,用于压迫性视神经病变,严重眼球突出等。部分严重的复视患者,以及斜视合并复视的患者在斜视度稳定后,可行相应的眼肌手术,合并眼球突出、角膜损害者,应当先行眼眶减压再行眼肌手术。明显的上睑挛缩可在疾病稳定期行适当的眼睑手术。

四、甲状腺危象

甲状腺危象是甲亢恶化的严重表现,可危及生命,多发生在甲亢较重且未治疗或治疗不充分的患者。甲亢危象的诱因包括以下几个。①感染:其中 3/4 是上呼吸道感染,其次是胃肠道和泌尿系统感染,偶见皮肤感染、腹膜炎;②应激:饥饿、精神紧张、劳累、药物反应(药物过敏、洋地黄中毒和胰岛素低血糖等)、心力衰竭、饥饿、分娩等;③不适当停用抗甲状腺药物;④甲亢术前准备不充分,或甲状腺外的急诊手术,如急腹症手术、剖宫产手术等;⑤偶见于未充分准备的甲亢放射性核素治疗后。

(一)临床表现

早期表现为原有甲亢症状加重,继而出现高热,体温 > 39 ℃;心动过速,心率 140～240 次/分,可伴心房颤动或心房扑动;烦躁不安、呼吸急促、大汗淋漓、厌食、恶心、呕吐、腹泻等;后期虚脱、休克、谵妄、昏迷;部分患者可伴有心力衰竭或肺水肿,偶有黄疸;白细胞总数、中性粒细胞常升高,血清游离三碘甲腺原氨酸、血清游离甲状腺素升高,促甲状腺激素显著降低;病情轻重与甲状腺激素值不平行(表 3-2)。甲亢危象的病死率为 20%。

表 3-2　甲亢危象的临床表现

表现	危象前期	危象期
体温	< 39 ℃	> 39 ℃
脉搏	120～159 次/分	> 160 次/分
出汗	多汗	大汗淋漓
神志	烦躁、嗜睡	躁动、谵妄、昏迷
消化道症状	食欲减退、恶心	呕吐
大便	便次增多	腹泻显著
体重	下降	明显下降

(二)治疗

积极治疗甲亢,避免精神刺激,预防控制感染,充分术前准备等可有效预防甲亢危象的发生。一旦发生应采用下述措施抢救。临床怀疑甲状腺危象者先按危象治疗。

1.减少甲状腺激素合成

口服大剂量抗甲状腺药物,首选丙硫氧嘧啶,因其有抑制甲状腺素转化为三碘甲状腺原氨酸的作用,首次剂量 600 mg 口服,继之 200 mg,每 8 小时 1 次;也可应用甲巯咪唑 60 mg 口服,继之 20 mg,每 8 小时 1 次。不能口服者可胃管注入。

2.抑制甲状腺激素释放

于抗甲状腺药物使用 1 小时后,口服复方碘溶液每天 30 滴左右,分次口服。也可用碘化钠 0.25 g 加入 10%的葡萄糖溶液中静脉滴注,每 8~12 小时 1 次。

3.降低周围组织对甲状腺激素的反应性

在无心力衰竭情况下,应用肾上腺素能受体阻滞剂,必要时在心电监护下给药,普萘洛尔 10~40 mg,每 4~6 小时口服 1 次,或静脉注射 0.5~1 mg,或利血平 1 mg 肌内注射,每 4~6 小时 1 次。

4.糖皮质激素

糖皮质激素既可抑制甲状腺激素释放,也可减少甲状腺素转化为三碘甲状腺原氨酸并纠正危象时肾上腺皮质激素功能不全;地塞米松 2 mg,每 6 小时 1 次,或氢化可的松 50~100 mg,6~8 小时 1 次。

5.降低血甲状腺激素浓度

在上述常规治疗效果不满意时,可选用血液透析、腹膜透析或血浆置换等措施迅速降低血中甲状腺激素浓度。

6.对症治疗

积极补液、支持,高热者人工冬眠;有心力衰竭者纠正心力衰竭等。

一旦病情稳定后碘剂和糖皮质激素逐渐减量,通常在 2 周内停药。

五、妊娠期甲亢

妊娠通过以下几个方面影响甲状腺功能。①妊娠期血清甲状腺素结合球蛋白升高,引起总三碘甲状腺原氨酸、总甲状腺素水平升高,所以妊娠期甲亢的诊断应依赖血清中血清游离三碘甲腺原氨酸、血清游离甲状腺素和促甲状腺激素;②肾脏对碘的消除率增加,碘的需要量增加;③高浓度的绒毛膜促性腺激素具有刺激甲状腺活性,使三碘甲状腺原氨酸、甲状腺素分泌增多;④妊娠期由于免疫耐受的影响弥漫性毒性甲状腺肿可减轻,产后由于免疫抑制的解除,弥漫性毒性甲状腺肿易于复发或加重,须注意与产后甲状腺炎相鉴别。妊娠期甲亢可分两种临床类型。

(一)妊娠合并甲亢

妊娠前已患甲亢,或在妊娠期间发生甲亢,多为弥漫性毒性甲状腺肿。

(二)妊娠一过性甲状腺毒症

绒毛膜促性腺激素在妊娠 3 个月达到高峰,它与促甲状腺激素结构相似,有相同的 a 亚单位,故有微弱的甲状腺刺激作用,过量绒毛膜促性腺激素能够刺激促甲状腺激素受体,产生妊娠一过性甲状腺毒症。本症与妊娠剧吐相关,临床特点是妊娠 8～10 周发病,有心悸、焦虑、多汗等高代谢症状,血清中血清游离甲状腺素和总甲状腺素升高,促甲状腺激素降低或不能测到,甲状腺自身抗体阴性。治疗以支持治疗为主,纠正脱水和电解质紊乱。不主张给予抗甲状腺药物治疗。

妊娠合并甲亢的诊断:促甲状腺激素＜0.1 mIU/L,血清游离甲状腺素水平升高,除外妊娠一过性甲状腺毒症,可诊断妊娠合并甲亢。治疗应选用药物治疗,禁用碘-131 治疗。

妊娠早期首选丙硫氧嘧啶,甲巯咪唑为二线选择。妊娠中期、晚期甲巯咪唑和 PUT 均可使用。可每月监测甲状腺功能 1 次,及时调整药物剂量。其目标是尽可能应用小剂量抗甲状腺药物将血清游离三碘甲腺原氨酸、血清游离甲状腺素控制在接近或者轻度高于参考值上线。不建议联合应用左甲状腺素。妊娠期间原则上不予手术治疗,如确实需要,最佳手术时机为妊娠中期。

甲巯咪唑每天剂量 20～30 mg 对于哺乳期母亲及婴儿是安全的。考虑可能发生的肝脏毒性,一般将丙硫氧嘧啶作为二线药物选择。抗甲状腺药物应在哺乳后立即服用,剂量较大者应分次服用。

如果患者甲亢未控制,不建议怀孕;正在接受抗甲状腺药物治疗,血清三碘甲状腺原氨酸、甲状腺素达到正常范围,如果抗甲状腺药物剂量较小可停用抗甲状腺药物怀孕;应用抗甲状腺药物最小维持量者也可带药怀孕;如果患者为妊娠期间发生甲亢,则选择合适剂量的抗甲状腺药物治疗;有效的控制甲亢可以明显改善妊娠的不良结局。

第二节 甲 状 腺 炎

甲状腺炎可以分为急性化脓性甲状腺炎、亚急性甲状腺炎、亚急性无痛性甲状腺炎、慢性淋巴细胞性甲状腺炎和产后甲状腺炎。后 3 种甲状腺炎归类为自身免疫性甲状腺炎。

一、亚急性甲状腺炎

亚急性甲状腺炎又称亚急性肉芽肿性甲状腺炎、巨细胞性甲状腺炎。本病呈自限性,是最常见的甲状腺疼痛性疾病。可发生于各年龄段,但以 40～50 岁女性最为多见。

(一)病因

病因尚未完全阐明,一般认为和病毒感染有关。不少患者发病前有上呼吸道感染史,发病常随季节变动,夏秋季发病率较高;患者血中有病毒抗体存在且抗体的效价滴度和病期相一致,最常见的是柯萨奇病毒抗体,其次是腺病毒抗体、流感病毒抗体、腮腺炎病毒抗体等。另外,在许多种群中与人类白细胞抗原-B35相关。

(二)病理生理

甲状腺病变累及范围不一,可先从一叶开始以后扩大或转移到另一叶,或始终限于一叶。甲状腺轻度肿大、水肿、甲状腺滤泡结构破坏。病变组织内可见淋巴细胞、分叶核白细胞、吞噬细胞、多核巨细胞等,随病变进展可出现纤维化。个别患者血清中可出现甲状腺相关抗体,随疾病缓解而消失,可能是继发于甲状腺组织破坏。

典型患者常伴有甲亢,因滤泡破坏,滤泡内甲状腺激素大量释放进入血液所致;随病程进展甲亢可自发缓解,或可出现一过性甲减。大部分患者甲状腺功能逐渐恢复正常。

(三)临床表现

本病病程长短不一,可自数周至半年以上,一般为 2～3 个月。典型患者起病前 1～3 周常有上呼吸道感染史。起病多急骤,主要表现为发热、怕冷、疲乏无力、食欲缺乏。可有甲亢的表现,如心悸、多汗等。最为特征性的表现为甲状腺部位的疼痛和压痛,常向颌下、耳后或颈部等处放射,咀嚼和吞咽时疼痛加重。体格检查发现甲状腺轻至中度肿大、质地较坚硬、显著触痛,少数患者有颈部淋巴结肿大。后期可有一过性甲减表现,如怕冷、水肿、便秘等。大部分患者完全恢复。

(四)实验室检查

典型实验室检查早期表现为血清三碘甲状腺原氨酸、甲状腺素水平升高、碘-131摄取率降低,呈现"分离现象",是炎症破坏使甲状腺激素释出所致。随病程进展,碘-131摄取率逐渐回升,而血清三碘甲状腺原氨酸、甲状腺素水平却逐渐下降。伴随甲状腺滤泡细胞的修复,摄碘功能及血清甲状腺素浓度逐渐恢复正常。甲状腺扫描可见甲状腺肿大,但图像显影不均匀或残缺,或完全不显影。红细胞沉降率增速,常>50 mm/h,甚至可达100 mm/h。C反应蛋白水平也升高。

(五)诊断与鉴别诊断

1.诊断

患者如有发热,短期内甲状腺肿大和疼痛,触之韧硬并有显著压痛,可初步拟诊为本病。实验室检查早期血沉增快,血清三碘甲状腺原氨酸、甲状腺素浓度增高,而促甲状腺激素降低,碘-131摄取率可降至5%以下。这一"分离曲线"特征对诊断本病有重要意义。超声波检查在显像压痛部位常呈"地图状"低回声病灶。细针穿刺细胞学检查可协助诊断。

2.鉴别诊断

(1)慢性淋巴细胞性甲状腺炎可伴有甲状腺疼痛及触痛,但病变常呈弥漫分布,质地韧,血中抗甲状腺抗体大多升高。

(2)甲状腺结节出血时可有疼痛,但甲状腺功能正常,血沉少有明显升高,超声结节内有液性暗区。

(3)伴有甲亢表现时需要与毒性弥漫性甲状腺肿鉴别,后者甲状腺碘-131摄取率升高。

(4)伴有甲亢的无痛性甲状腺炎具有与亚急性甲状腺炎相似的血清三碘甲状腺原氨酸、甲状腺素浓度增高而碘-131摄取率降低的"分离曲线",但大多数无痛性甲状腺炎患者红细胞沉降率正常或轻度升高,细针穿刺细胞学检查可见较多淋巴细胞,无多核巨核细胞。

(5)急性化脓性甲状腺炎的甲状腺局部有红、肿、热、痛,白细胞及中性粒细胞计数明显升高。碘-131摄取功能正常,超声检查结节内有液性暗区。

(六)治疗

早期以减轻炎症反应及缓解甲状腺疼痛为目的。轻症可用阿司匹林(1~

3 g/d,分次口服)或非甾体抗炎药(如吲哚美辛 50～75 mg/d,分次口服)、环氧酶-2 抑制剂。甲状腺疼痛消失,结节明显缩小可停药。糖皮质激素适用于疼痛较剧、体温持续显著升高、使用阿司匹林或其他非甾体抗炎药治疗无效者。糖皮质激素可迅速缓解疼痛,减轻甲状腺毒症症状。初始泼尼松 20～40 mg/d,维持1～2 周,根据症状、体征及红细胞沉降率的变化逐渐减少剂量,总疗程 8 周以上。减量过快、停药过早可使病情反复,应注意避免。

甲状腺毒症明显者,可以使用 β 受体阻滞剂。由于本病并无甲状腺激素合成增多,故不使用抗甲状腺药物治疗。甲状腺激素用于甲减明显、持续时间久者;永久性甲减需长期替代治疗。

(七)预后

本病为自限性疾病,预后良好,5%～15%患者反复发作后转为永久性甲减。2%～4%的患者可复发或反复发作。

二、慢性淋巴细胞性甲状腺炎

慢性淋巴细胞性甲状腺炎又称桥本甲状腺炎,为甲状腺炎中最常见的一种,属于器官特异性自身免疫性疾病,多见于中年妇女,常有甲状腺疾病家族史,在非缺碘地区是造成甲减的最常见原因。以甲状腺肿大和/或甲状腺功能减退为特征。

(一)病因

桥本甲状腺炎为自身免疫性疾病,但发生自身免疫的确切原因尚不清楚。目前认为是环境因素和遗传因素共同作用所致。桥本甲状腺炎有家族聚集现象,女性多发,具有一定的遗传倾向,并常合并其他的自身免疫性疾病,如恶性贫血、1 型糖尿病、肾上腺皮质功能不全、类风湿性关节炎等。环境因素包括感染、应激、妊娠、膳食中碘过多和放射线暴露等。近年研究表明,易感基因在发病中起一定作用:甲状腺肿大者与人类白细胞抗原-B8 相关,甲状腺萎缩者与人类白细胞抗原-DR3 相关;也与 CTLA-4、甲状腺球蛋白基因特定位点相关。

桥本甲状腺炎甲状腺滤泡细胞破坏的直接原因是甲状腺滤泡细胞的凋亡。浸润的淋巴细胞有活化的 $CD4^+$、$CD8^+$ T 细胞和 B 细胞。甲状腺滤泡细胞破坏主要是由 $CD8^+$ T 细胞介导,是通过细胞穿孔导致细胞坏死或是释放颗粒酶 B 诱导细胞凋亡。另外,T 细胞在甲状腺自身抗原的刺激下活化,释放 γ 干扰素、白细胞介素(interleukin,IL)-2、肿瘤坏死因子-α 等细胞因子,可刺激甲状腺滤泡细胞表达 Fas 和 Fas-L,Fas 与 Fas-L 结合导致细胞的凋亡,或表达 Fas-L 的 T 细胞与表达 Fas 的甲状腺滤泡细胞作用,诱导甲状腺细胞凋亡。这些细胞因子也可直接损伤滤泡细胞,或诱导滤泡细胞表达前炎症因子,如细胞因子、黏附因子、CD₄₀ 和 NO 等。被激活的 B 细胞分泌甲状腺过氧化物酶抗体和甲状腺球蛋白抗体,它们都具有固定补体和细胞毒作用,破坏甲状腺滤泡细胞。部分患者血中有促甲状腺激素受体刺激阻断抗体,也是甲状腺萎缩和功能低下的重要原因。

(二)病理生理

桥本甲状腺炎患者的甲状腺轻、中度弥漫性肿大,质地较韧,可出现结节;显微镜下可见明显的淋巴细胞、浆细胞浸润,可有淋巴滤泡形成,伴有生发中心。滤泡上皮细胞增大,胞质呈嗜酸性染色。后期可发生不同程度的纤维化。

(三)临床表现

本病发展缓慢,病程较长,早期可无症状,仅有甲状腺过氧化物酶抗体阳性。随病情进展甲状腺功能逐渐衰退而出现甲减。少数患者可因甲状腺破坏甲状腺释放过多而出现一过性甲亢。典型的甲减症状主要表现为以代谢率降低和交感神经兴奋性下降为主(表 3-3)。

表 3-3　甲状腺机能减退的症状和体征

症状	体征
疲劳、乏力	皮肤干燥、粗糙
皮肤干燥	四肢末端冰凉
怕冷	颜面水肿、手足肿胀
脱发	广泛脱发
注意力不集中、记忆力减退	心动过缓
便秘	外周水肿
体重增加伴食欲减退	腱反射减退
呼吸困难	腕管综合征
声音嘶哑	
女性月经紊乱(稀发、闭经)	浆膜腔积液
性欲下降、流产率增加	
感觉异常	
听力下降	

甲状腺往往随病程发展而逐渐增大。除甲减外,大部分患者无症状,少数有局部压迫感或甲状腺区的隐痛不适,偶尔有轻压痛。甲状腺多为双侧对称性、弥漫性肿大,峡部及锥状叶常同时增大。甲状腺质地韧,表面光滑,也可有大小不等的结节。一般与周围组织无粘连,随吞咽运动可上下移动。颈部淋巴结一般不肿大。萎缩型则甲状腺无肿大。

少数桥本甲状腺炎可累及中枢神经系统称为桥本氏脑病。中年女性多见,可急性或亚急性起病,表现为癫痫或卒中样发作和精神异常等多种临床症状,血中甲状腺过氧化物酶抗体和/或甲状腺球蛋白抗体滴度升高,甲状腺功能可呈亚临床/临床甲减、甲亢或正常。头颅磁共振成像检查通常正常,也可发现脑萎缩或 T_2 加权示皮质下白质信号非特异性异常。

桥本甲状腺炎可伴发浸润性突眼。

(四)实验室检查

甲状腺过氧化物酶抗体和甲状腺球蛋白抗体滴度升高。发生甲状腺功能损伤时,可出现亚临床甲减(血清促甲状腺激素增高,总甲状腺素、血清游离甲状腺素正常)和临床甲减(血清促甲状腺激素增高,总甲状腺素、血清游离甲状腺素降低)。

彩色多普勒超声显示腺体内不均匀低回声,有可疑结节样回声,但边界不清,不能在多切面上重复。有时仅表现为局部回声降低。有的可见细线样强回声形成不规则的网格样改变。早期患者甲状腺内血流较丰富,有时可呈"火海征"。晚期甲状腺血流减少。

碘-131 摄取率多降低,甲状腺扫描显示核素分布不均。

细针穿刺抽吸细胞学检查有助于确诊桥本甲状腺炎,在镜下淋巴细胞浸润,甲状腺细胞略增大呈嗜酸性染色,即 Askanazy 细胞。

(五)诊断与鉴别诊断

甲状腺弥漫性肿大,质地韧,血清甲状腺球蛋白抗体、甲状腺过氧化物酶抗体阳性即可临床诊断为桥本甲状腺炎。临床表现不典型者需结合甲状腺超声等检查协助诊断,必要时行甲状腺细针吸取细胞学检查确诊。甲状腺萎缩者甲状腺无肿大,但抗体滴度升高,且往往有甲减表现。

慢性淋巴细胞性甲状腺炎需要与以下疾病相鉴别。

1.结节性甲状腺肿

少数桥本甲状腺炎患者可出现甲状腺结节样变,或有结节形成。但结节性甲状腺肿患者的甲状腺自身抗体滴度正常或轻度升高,甲状腺功能多正常。

2.弥漫性毒性甲状腺肿

弥漫性毒性甲状腺肿患者肿大的甲状腺质地较软,抗甲状腺抗体滴度较低,但也有滴度高者,两者较难区别。如果血清促甲状腺激素受体抗体阳性,或伴有甲状腺相关性眼病,或伴有胫前黏液性水肿,则弥漫性毒性甲状腺肿诊断不难。必要时可行细针穿刺细胞学检查协助诊断。弥漫性毒性甲状腺肿病史较长者往往抗甲状腺抗体滴度较高。

3.甲状腺恶性肿瘤

桥本甲状腺炎可合并甲状腺恶性肿瘤,如甲状腺乳头状癌和淋巴瘤。故桥本甲状腺炎出现结节样变时,如结节孤立、质地较硬时,应行甲状腺超声检查,必要时行甲状腺细针吸取细胞学或粗针穿刺协助诊断。

4.Riedel甲状腺炎

Riedel甲状腺炎又称慢性侵袭性纤维性甲状腺炎、木样甲状腺炎。病变常超出甲状腺范围,侵袭周围组织,产生邻近器官的压迫症状,如吞咽困难,呼吸困难、声嘶等。甲状腺质硬如石,不痛,与邻近组织粘连,不随吞咽活动。早期甲状腺功能正常,甲状腺组织完全被纤维组织取代后可出现甲减,并伴有其他部位纤维化,抗甲状腺抗体滴度较桥本甲状腺炎低,血清IgG_4水平升高。细针穿刺活检和甲状腺组织活检显示IgG_4阳性的浆细胞和小淋巴细胞浸润,伴有纤维化、闭塞性静脉炎。

(六)治疗

仅有甲状腺轻度肿大,甲状腺功能正常者可仅定期随访观察。桥本甲状腺炎伴甲状腺明显肿大,或有亚临床甲减及临床甲减者,应予甲状腺激素治疗。治疗的目标是将血清促甲状腺激素控制在正常范围。治疗的剂量取决于患者的病情、年龄、体重和个体差异。成年甲减患者按照体重计算的剂量约为$1.6~\mu g/(kg \cdot d)$;儿童需要量较大,约为$2.0~\mu g/(kg \cdot d)$;妊娠时剂量需要增加$30\%\sim50\%$。对于老年患者要考虑心脏及骨质疏松等不良反应,可从小剂量开始,为$0.5\sim1.0~\mu g/(kg \cdot d)$,缓慢加量,每$1\sim2$周增加$25~\mu g$,直到达到治疗目标。缺血性心脏病患者起始剂量宜小,调整剂量宜慢,防止诱发和加重心脏病。补充甲状腺激素,重新建立下丘脑-垂体-甲状腺轴的平衡一般需要$4\sim6$周,所以治疗初期,每$4\sim6$周测定激素指标,然后根据检查结果调整L-T_4剂量,直到达到治疗目标。治疗达标稳定后可每$6\sim12$个月复查1次激素指标。

亚临床甲减可引起血脂异常进而促进动脉粥样硬化的发生和发展。部分亚临床甲减可发展为临床甲减。若存在高胆固醇血症、血清促甲状腺激素 >10 mU/L应给予$L-T_4$治疗。

桥本甲亢患者,宜用抗甲状腺药治疗,所用剂量不宜过大,维持时间应酌情缩短,防止发生甲减。

甲状腺明显肿大且有压迫症状、药物治疗无明显改善,或怀疑有恶性结节者应考虑外科手术治疗。

(七)预后

随病程进展,每年大约5%患者出现甲减。

三、无痛性甲状腺炎

无痛性甲状腺炎又称静息型甲状腺炎、亚急性淋巴细胞性甲状腺炎、甲亢自发缓解性淋巴细胞性甲状腺炎,属于甲状腺炎的一种特殊类型。典型者可表现为短暂一过性甲亢,继之甲减,最后甲状腺功能恢复正常。无痛性甲状腺炎所致甲亢占所有甲亢的1%～5%。产后甲状腺炎是无痛性甲状腺炎的一个特殊类型。一般是指在产后1年内发病,也可发生在自然流产或人工流产后。

(一)病因

研究表明无痛性甲状腺炎与人类白细胞抗原-DR3相关,但这种关联性较亚急性甲状腺炎与人类白细胞抗原-B35相关性弱。过多碘摄入、各种细胞因子(如IL-2、α干扰素等)、锂盐和酪氨酸激酶抑制剂治疗等可诱发本病。无痛性甲状腺炎可伴发其他自身免疫性疾病,如淋巴细胞性垂体炎、系统性红斑狼疮和免疫性血小板减少症。另有研究表明产后甲状腺炎与人类白细胞抗原-B和人类白细胞抗原-D有关。发生产后甲状腺炎者通常在妊娠早期甲状腺过氧化物酶抗体滴度高,妊娠后期下降,产后再次升高。有假说认为妊娠时母亲为了保护携带父亲MHC抗原的胎儿免于免疫排斥,免疫系统采取了一种妥协的免疫抑制状态,随妊娠月份增加,逐渐增强。产后这种免疫抑制消除,诱发具有潜在甲状腺自身免疫性疾病倾向的妇女发生产后甲状腺炎。

(二)病理生理

无痛性甲状腺炎和产后甲状腺炎的病理变化相似。显微镜下可见明显的淋巴细胞、浆细胞浸润,偶尔可见生发中心,滤泡细胞破坏;恢复期滤泡细胞增生,新生滤泡形成,组织结构逐渐恢复正常。

由于炎性破坏甲状腺滤泡并激活甲状腺球蛋白的水解,导致甲状腺素、三碘甲状腺原氨酸释放入血,血清中甲状腺素水平升高,促甲状腺激素水平下降。随着病情进展血中三碘甲状腺原氨酸、甲状腺素逐渐降低,促甲状腺激素水平代偿性升高,促进甲状腺滤泡细胞的再生和修复,血清甲状腺素浓度恢复正常。

(三)临床表现

5%～20%无痛性甲状腺炎患者表现为短暂一过性甲亢(1～2周),继之甲减(2～8周),最后甲状腺功能恢复正常。甲亢期可表现为疲乏无力、心悸、出汗、手颤和上眼睑挛缩等,但通常症状较轻。甲状腺轻度弥漫性增大,触诊无痛,质地较韧。也有患者在甲减期有畏冷、便秘和疲乏表现。少数患者反复发作,最终大约50%进展为慢性自身免疫性甲状腺炎。

妇女中产后甲状腺炎的发病率7%～8%。有报告产后甲状腺炎在1型糖尿病患者中的发病率为25%,在甲状腺过氧化物酶抗体阳性而妊娠期甲状腺功能正常的妇女中40%～60%可发生产后甲状腺炎,也可发生在桥本甲状腺炎妇女产后。

10%～20%的产后甲状腺炎患者有局部压迫感或甲状腺区的隐痛,偶尔有轻压痛。多数在产后检查甲状腺功能时被发现,少数因甲状腺肿大或轻度心悸而就诊。典型产后甲状腺炎在临床经历3期,即甲状腺毒症期:产后6周至6个月,一般持续2～4个月;甲减期:一般持续1～3个月;恢复期:甲状腺经过自身修复,甲状腺功能恢复正常。少数患者甲减不能恢复,而成为永久性甲减。非典型患者可以仅表现为一过性甲状腺毒症或者一过性甲减。部分产后抑郁患者的发病可能与产后甲状腺炎的甲减相关。

触诊时甲状腺多为双侧对称性、弥漫性轻度肿大,峡部及锥状叶常同时增大,也可单侧性肿大,质地中等。甲状腺随病程发展而逐渐增大,但很少压迫颈部出现呼吸和吞咽困难,可随吞咽运动上下移动,大多数患者随病情缓解甲状腺大小恢复正常。

(四)实验室检查

50%无痛性甲状腺炎或60%～85%产后甲状腺炎妇女可检出甲状腺过氧化物酶抗体和/或甲状腺球蛋白抗体阳性,在甲减期及此后滴度最高,随后滴度下降。表现为先甲亢随后甲减。产后甲状腺炎患者检测血清总甲状腺素、血清游离甲状腺素水平先升高后降低,促甲状腺激素水平相应先降低后升高,但升高延迟于甲状腺素降低几天至几周,碘-131摄取率先降低后升高,呈现出与亚急性甲状腺炎相似的"分离曲线"。甲状腺球蛋白可升高。白细胞计数和红细胞沉降率多正常,少数轻度升高。甲状腺细针抽吸细胞学检查可协助诊断。

(五)诊断与鉴别诊断

无痛性甲状腺炎/产后甲状腺炎诊断主要依据临床表现及甲状腺功能测定。在以下情况下需考虑无痛性甲状腺炎:当甲亢期少于2个月且甲状腺轻度或无肿大,在使用IL-2、α干扰素治疗后出现的甲亢,实验室检查促甲状腺激素小于正常但无甲亢症状。碘-131摄取或甲状腺锝-99扫描有助于与轻度Graves甲亢鉴别。

(1)产后甲状腺炎诊断依据:①妊娠前及妊娠期甲状腺自身抗体阳性者,1型糖尿病,之前妊娠曾发生产后甲状腺炎。②产后1年内发生甲状腺功能异常(亢进、减退或两者兼有)。③在甲亢期血清三碘甲状腺原氨酸,甲状腺素增高,促甲状腺激素降低,同时伴碘-131摄取率不增高。因哺乳期禁止任何放射性检查,所以多数患者不能进行甲状腺摄碘率检查。④血清促甲状腺激素受体刺激性抗体阴性;⑤无眼征和胫前黏液性水肿。

(2)甲亢期鉴别诊断:无痛性甲状腺炎/产后甲状腺炎主要与新发的Graves甲亢在以下几个方面相鉴别。①三碘甲状腺原氨酸:甲状腺素比值高提示Graves甲亢可能性大,三碘甲状腺原氨酸:甲状腺素比值接近正常人提示无痛性甲状腺炎/产后甲状腺炎可能性大。3~4周重新评估三碘甲状腺原氨酸:甲状腺素比值,Graves甲亢恶化,无痛性甲状腺炎/产后甲状腺炎改善更有助于鉴别诊断。②甲亢期血清三碘甲状腺原氨酸,甲状腺素水平增高,促甲状腺激素抑制,同时伴极低碘-131摄取率。③血清促甲状腺激素受体刺激性抗体滴度在Graves甲亢升高。④彩色多普勒示Graves甲亢血流丰富,而无痛性甲状腺炎/产后甲状腺炎血流信号稀疏。

(3)甲减期鉴别诊断:无痛性甲状腺炎/产后甲状腺炎主要是与桥本甲状腺炎鉴别。若患者能够回忆在甲减期前有甲亢自发缓解,有助于无痛性甲状腺炎/产后甲状腺炎诊断。若未使用甲状腺激素替代治疗,甲状腺功能恢复正常,可明确无痛性甲状腺炎/产后甲状腺炎诊断。产后甲状腺炎还需与淋巴细胞性垂体炎鉴别。淋巴细胞性垂体炎可发生在妊娠后期及产后,可表现为血清游离甲状腺素水平降低,促甲状腺激素水平降低或正常,常伴促肾上腺皮质激素。由于产后甲状腺炎是桥本甲状腺炎的一种变异型,如果甲减在产后1年内不能恢复,很可能会发生永久性甲减。

(六)治疗

1.甲状腺毒症期

甲状腺毒症期仅行对症治疗,可选用β受体阻滞剂治疗,例如普萘洛尔、阿替洛尔,其中普萘洛尔 40～120 mg/d。

2.甲减期

甲减期症状严重者可给予 $L\text{-}T_4$ 50～100 μg/d 治疗。无症状、促甲状腺激素轻度升高者可不予治疗,仅定期监测甲状腺功能,大部分患者可自行恢复。持久不能恢复的甲减或亚临床甲减均需治疗,剂量以将促甲状腺激素控制在正常范围为宜。

(七)预后

大约 50% 进展为慢性自身免疫性甲状腺炎,伴有甲减或甲状腺肿。少数产后甲状腺炎患者可发展为永久性甲减。

第三节　甲状腺结节

一、概述

甲状腺结节是临床常见疾病。流行病学调查显示,在一般人群中采用触诊的方法,甲状腺结节的检出率为 3%～7%,采用高分辨率超声,其检出率可达 19%～67%。甲状腺结节在女性和老年人群中多见。虽然甲状腺结节的患病率很高,但仅有约 5% 的甲状腺结节为恶性,因此甲状腺结节处理的重点在于良、恶性的鉴别。

二、病因及分类

多种甲状腺疾病都可以表现为甲状腺结节,包括局灶性甲状腺炎症、甲状腺腺瘤、甲状腺囊肿、结节性甲状腺肿、甲状腺癌、甲状旁腺腺瘤或囊肿、甲状舌管囊肿等。此外,先天性一叶甲状腺发育不良而另一叶甲状腺增生,以及甲状腺手术后及放射性碘治疗后残留甲状腺组织的增生也可以表现为甲状腺结节(表 3-4)。

表 3-4　甲状腺结节的病因分类

1.局灶性甲状腺炎

2.多结节性甲状腺肿的显著部分

3.甲状腺囊肿、甲状旁腺囊肿、甲状舌管囊肿

4.一叶甲状腺发育不良

5.术后残留甲状腺的增生或瘢痕形成

6.放射性碘治疗后残留甲状腺组织的增生

7.良性腺瘤

　　(1)滤泡性

　　　　单纯型

　　　　胶样型(大滤泡型)

　　　　胎儿型(小滤泡型)

　　　　胚胎型(梁状型)

　　　　Hurther 细胞(嗜酸性细胞)型

　　(2)甲状旁腺腺瘤

　　(3)其他少见类:畸胎瘤、脂肪瘤、血管瘤

8.甲状腺恶性肿瘤

　　乳头状甲状腺癌

　　滤泡状甲状腺癌

　　甲状腺髓样癌

　　未分化甲状腺癌

　　转移癌

　　甲状腺肉瘤

　　甲状腺淋巴瘤

三、诊断

甲状腺结节诊断的首要目的是确定结节为良性还是恶性,可以通过询问病史、物理检查、甲状腺细针抽吸细胞学检查及超声扫描等确定诊断(图 3-1)。

(一)病史及体格检查

目前已知的影响结节良恶性的因素包括年龄、性别、放射线照射史、家族史等。儿童及青少年甲状腺结节中恶性的比率明显高于成人。年龄>60 岁者恶性的比率增加,且未分化癌的比例明显增高。成年男性甲状腺结节的患病率较低,但恶性的比例高于女性。与甲状腺癌发生相关的最重要的危险因素为放射线暴露,既往有头颈部放射照射史及核素辐射史者,甲状腺结节和甲状腺癌的发

病率明显增高。患者的家族史对甲状腺结节的判定也有一定的帮助,有甲状腺肿家族史和地方性甲状腺肿地区居住史者甲状腺肿的发病率较高。有甲状腺癌家族史及近期出现的甲状腺结节增长较快,或伴有声音嘶哑、吞咽困难和呼吸道梗阻者提示可能为恶性。

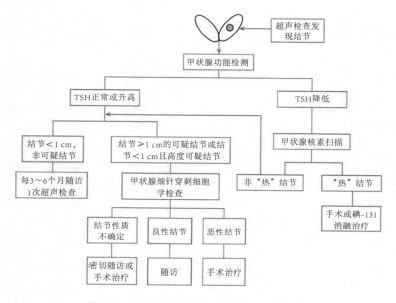

图 3-1 甲状腺结节的临床评估和处理流程

大多数甲状腺结节患者没有临床症状,仅表现为无痛性颈部包块,合并甲状腺功能异常时,可出现相应的临床表现。部分患者由于结节侵犯周围组织出现声音嘶哑,压迫感,呼吸、吞咽困难等压迫症状。甲状腺的肿块有时较小,不易触及,容易漏诊。检查时要求患者充分暴露颈部,仔细触诊。正常的甲状腺轮廓视诊不易发现,若看到甲状腺的外形常提示甲状腺肿大。触诊检查时要注意甲状腺的大小、质地、有无肿块及肿块的数目、部位、边界、活动度、肿块有无压痛及颈部有无肿大的淋巴结等,提示恶性病变的体征包括结节较硬,与周围组织粘连固定,局部淋巴结肿大等。

（二）实验室检查

甲状腺结节患者均应行甲状腺功能检测。血清促甲状腺激素水平降低提示可能为自主功能性或高功能性甲状腺结节,需行甲状腺核素扫描进一步判断结节是否具有自主摄取功能,功能性或高功能性甲状腺结节中恶性的比例极低。甲状腺自身抗体阳性提示存在桥本甲状腺炎,但不排除同时伴有恶性疾病,因乳头状甲状腺癌和甲状腺淋巴瘤可与桥本甲状腺炎并存。甲状腺球蛋白是甲状腺产生的特异性蛋白,由甲状腺滤泡上皮细胞分泌,多种甲状腺疾病可引起血清甲状腺球蛋白水平升高,包括分化型甲状腺癌、甲状腺肿、甲状腺组织炎症或损伤、甲亢等,因此血清甲状腺球蛋白测定对甲状腺结节的良恶性鉴别没有帮助,临床主要用于分化型甲状腺癌手术及清甲治疗后的随访监测。分化型甲状腺癌行甲状腺全切及碘-131清甲治疗后,体内甲状腺球蛋白很低或测不到,在随访过程中如果血清甲状腺球蛋白升高提示肿瘤复发。降钙素由甲状腺滤泡旁细胞(C细胞)分泌,降钙素升高是甲状腺髓样癌的特异性标志,如疑及甲状腺髓样癌应行血清降钙素测定。

(三)超声检查

高分辨率超声检查是评估甲状腺结节的首选方法,可以探及直径 2 mm 以上结节,已在甲状腺结节的诊断过程中广泛使用。颈部超声可确定甲状腺结节的大小、数量、位置、囊实性、形状及包膜是否完整、有无钙化、血供及与周围组织的关系等情况,同时可评估颈部有无肿大淋巴结,以及淋巴结的大小、形态和结构特点,是区分甲状腺囊性或实性病变的最好无创方法。此外对甲状腺良恶性病变的鉴别也有一定价值。以下超声征象提示甲状腺癌的可能性大:①实性低回声结节;②结节内血供丰富;③结节形态和边缘不规则,"晕征"缺如;④微小钙化;⑤同时伴有颈部淋巴结超声影像异常,如淋巴结呈圆形、边界不规则、内部回声不均或有钙化、皮髓质分界不清、淋巴门消失等。在随访过程中超声检查还可以较客观地监测甲状腺结节大小的变化。较小而不能触及的结节可在超声引导下进行细针穿刺。甲状腺癌术后患者定期颈部超声检查可以帮助确定有无局部复发。

(四)甲状腺核素显像

甲状腺核素显像适用于评估直径>1 cm 的甲状腺结节,根据对放射性核素的摄取情况,甲状腺结节可以分为"热"结节、"温"结节、"冷"结节。除极少数的滤泡状甲状腺癌外,绝大多数可自主摄取放射性核素的"热"结节均为良性病变。放射性核素的摄取与周围组织相似或略高于周围组织的"温"结节通常也为良性。甲状腺恶性肿瘤通常表现为放射性核素摄取极低的"冷"结节,但"冷"结节中只有不足 20% 为恶性,80% 以上为良性,如甲状腺囊性病变、局灶性甲状腺炎等都表现为"冷"结节。核素显像在甲状腺结节良恶性鉴别中的作用有限,一般临床考虑甲状腺结节为高功能者首选核素扫描,否则核素扫描不作为甲状腺结节的首选检查。

有些化学物质与癌组织的亲和力较高,经放射性核素标记后用于亲肿瘤甲状腺显像,如锝-99m-甲氧基异丁基异腈、铊-201、铯-131等。虽然它们与恶性肿瘤的亲和力较高,扫描常呈阳性(即浓聚放射性物质),但并不是特异性的。有些代谢较活跃的组织(如自主功能性甲状腺腺瘤)或富含线粒体的组织(如桥本甲状腺炎的嗜酸性变细胞)也可呈阳性。因此,对这些亲肿瘤现象的结果必须结合其他资料综合分析。

正电子发射断层显像是目前较为先进的核医学诊断技术,^{18}F-FDG是最重要的显像剂。正电子发射断层显像能够反映甲状腺结节摄取和代谢葡萄糖的状态,但并非所有的甲状腺恶性结节都在^{18}F-FDG正电子发射断层显像中表现为阳性,某些良性结节也会摄取^{18}F-FDG,因此单纯依靠^{18}F-FDG正电子发射断层显像也不能准确鉴别甲状腺结节的良恶性。

(五)放射学诊断

计算机断层扫描和磁共振成像作为甲状腺结节的诊断手段之一,可以显示结节与周围解剖结构的关系,明确病变的范围及其对邻近器官和组织的侵犯情况,如对气管、食管等有无压迫和破坏,颈部淋巴结有无转移等,但它们在评估甲状腺结节的良恶性方面并不优于超声。计算机断层扫描和磁共振成像对微小病变的显示不及超声,但对胸骨后病变的显示较好。

(六)甲状腺细针抽吸细胞学检查

甲状腺细针抽吸细胞学检查是甲状腺结节诊断过程中的首选检查方法,该方法简便、安全、结果可靠,对甲状腺结节的诊断及治疗有重要价值,被视为术前诊断甲状腺结节的金标准,通常分为恶性、可疑恶性、不确定性及良性。甲状腺细针穿刺对甲状腺乳头状癌、甲状腺髓样癌和未分化甲状腺癌等具有可靠的诊断价值,由于甲状腺滤泡状癌和滤泡细胞腺瘤的区别为有无包膜和血管浸润,因此细胞学检查一般无法区分甲状腺滤泡状癌和滤泡状腺瘤。

凡直径>1 cm的甲状腺结节,均可考虑甲状腺细针抽吸细胞学检查。直径<1 cm的甲状腺结节,如存在下述情况可考虑超声引导下细针穿刺:①超声提示结节有恶性征象;②伴颈部淋巴结超声影像异常;③童年期有颈部放射线照射史或辐射暴露史;④有甲状腺癌病史或家族史;⑤^{18}F-FDG正电子发射断层显像阳性。

甲状腺粗针穿刺也可以获得组织标本供常规病理检查所用。如细胞学不能确定诊断且结节较大者可行粗针穿刺病理检查,但不足之处是创伤较大。

(七)分子生物学检测

经甲状腺细针抽吸细胞学检查仍不能确定良恶性的甲状腺结节,对穿刺标本或外周血进行甲状腺癌的分子标志物检测,如 BRAF 突变、Ras 突变、RET/PTC 重排等,能够提高诊断准确率。BRAF 基因突变和 RET/PTC 重排对甲状腺乳头状癌的诊断具有较好的特异性。RAS 基因突变虽然对甲状腺乳头状癌和甲状腺滤泡状癌并非特异,但其同样具有临床意义。如细胞学检查为"滤泡性病变"同时伴 RAS 突变阳性,提示为滤泡变异型乳头状甲状腺癌或甲状腺腺瘤。RET 基因突变与遗传性甲状腺髓样癌的发生有关。

四、治疗

甲状腺结节的临床评估和处理流程见图 3-1。这里主要讨论良性甲状腺结节的治疗原则。一般来说,良性甲状腺结节可以通过以下几种方式处理。

(一)随访观察

多数良性甲状腺结节仅需定期随访,无须特殊治疗,如果无变化可以长期随访观察。少数情况下可选择下述方法治疗。

(二)手术治疗

良性甲状腺结节一般不需手术治疗。手术治疗的适应证包括:①出现与结节明显相关的局部压迫症状;②合并甲状腺功能亢进,内科治疗无效;③结节位于胸骨后或纵隔内;④结节进行性生长,临床考虑有恶变倾向或合并甲状腺癌高危因素者。因外观或思想顾虑过重影响正常生活而强烈要求手术者,可作为手术的相对适应证。

(三)甲状腺激素抑制治疗

良性病变可直接行甲状腺激素抑制治疗,也可用于随访过程中结节增大者。促甲状腺激素抑制治疗的原理是,应用 $L\text{-}T_4$ 将血清促甲状腺激素水平抑制到正常低限或低限以下,从而抑制和减弱促甲状腺激素对甲状腺细胞的促生长作用,达到缩小甲状腺结节的目的。在抑制治疗过程中结节增大者停止治疗,直接手术或重新穿刺。抑制治疗 6 个月以上结节无变化者也停止治疗,仅随访观察。长期甲状腺激素抑制治疗可引发心脏不良反应(如心率增快、心房颤动、左心室增大、心肌收缩性增强、舒张功能受损等)和骨密度降低。男性和绝经前女性患者可在治疗起始阶段将促甲状腺激素控制于<0.1 mU/L,1 年后若结节缩小则

甲状腺激素减量使用,将促甲状腺激素控制在正常范围下限。绝经后女性治疗目标为将促甲状腺激素控制于正常范围下限。在治疗前应权衡利弊,不建议常规使用促甲状腺激素抑制疗法治疗良性甲状腺结节,老年、有心脏疾病及骨质疏松者使用甲状腺激素抑制治疗更应慎重。

(四)碘-131 治疗

碘-131 主要用于治疗有自主摄取功能并伴有甲亢的良性甲状腺结节。妊娠期或哺乳期是碘-131 治疗的绝对禁忌证。碘-131 治疗后 2～3 个月,有自主功能的结节可逐渐缩小,甲状腺体积平均减少 40%;伴有甲亢者在结节缩小的同时,甲亢症状、体征可逐渐改善,甲状腺功能指标可逐渐恢复正常。如碘-131 治疗 4 个月后甲亢仍未缓解、结节无缩小,应结合患者的临床表现和相关实验室检查结果,考虑再次给予碘-131 治疗或采取其他治疗方法。碘-131 治疗后,约 10% 的患者于 5 年内发生甲减,随时间延长甲减发病率逐渐增加。因此,建议治疗后每年至少检测 1 次甲状腺功能,如监测中发现甲减,要及时给予 $L\text{-}T_4$ 替代治疗。

(五)其他治疗

治疗良性甲状腺结节的其他方法还包括:超声引导下经皮无水酒精注射、经皮激光消融术等。采用这些方法治疗前,必须先排除恶性结节的可能性(图 3-1)。

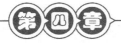

甲状旁腺疾病

第一节　原发性甲状旁腺功能亢进症

原发性甲状旁腺功能亢进症简称原发性甲旁亢,是由于甲状旁腺本身病变引起的甲状旁腺激素合成与分泌过多所引起的全身性疾病。

一、病因与病理生理

(一)病因

本病的病因主要有甲状旁腺腺瘤、增生或腺癌等。

1.腺瘤

腺瘤占所有原发性甲旁亢的 75%～80%,单个腺瘤及下方甲状旁腺多见,6%～10%可异位于胸腺、心包或食管后。腺瘤体积一般较小,重0.5～5.0 g,也可大至 10～20 g。有完整的薄膜,主要是主细胞,在组织学上有时不易与增生区分。该病多单独存在,有家族史的患者可合并多发性内分泌腺肿瘤综合征,如多发性内分泌腺肿瘤综合征-1(与垂体瘤、胰岛细胞瘤同时存在)、多发性内分泌腺肿瘤综合征-2(与嗜铬细胞瘤、甲状腺髓样癌同时存在)。

2.增生

有 10%～20%的患者为甲状旁腺增生,多累及所有腺体,也可以某个腺体增大为主,无包膜,主要细胞成分也是主细胞。有时增生组织周围可形成假包膜,容易误认为多发性甲状旁腺腺瘤。

3.腺癌

腺癌较少见,占 2%以下,可分为功能性和非功能性,非功能性甲状旁腺腺癌血清钙和甲状旁腺激素正常。部分甲状腺旁腺癌发展较缓慢,早期手术可治愈,部分患者发展迅速,可转移至肺、肝、骨等。增生病变与腺瘤多难以鉴别,全面分析临床资料有助于鉴别诊断。

(二)病理生理

正常情况下骨骼、肠道和肾脏可分别通过骨吸收—骨形成、肠钙吸收—肠钙排出、尿钙排泄—尿钙重吸收等形式调节钙代谢,使细胞外液中的钙浓度维持在正常范围。甲状旁腺激素和维生素 D 对维持这 3 个动态平衡起着重要作用。本病患者甲状旁腺分泌甲状旁腺激素增多,甲状旁腺激素与骨和肾脏的细胞表面受体结合,促使骨钙溶解释放入血,肾小管重吸收钙增加,甲状旁腺激素还可增加肾脏合成活性更高的 $1,25(OH)_2-D_3$,后者促进肠道钙的吸收,最终导致血钙升高。当血钙上升超过正常水平时,从肾小球滤过的钙增多,致使尿钙排出增多。甲状旁腺激素可抑制磷在近端和远端小管的重吸收,尿磷排出增多,血磷水平随之降低。临床上表现为高血钙、高尿钙、低血磷和高尿磷。

甲状旁腺激素过多加速骨的吸收和破坏,使破骨细胞和成骨细胞的活性均增加,故血碱性磷酸酶水平增高。长期影响可形成纤维性囊性骨炎的病理改变,伴随的骨骼病变以骨吸收、骨溶解增加为主,也可呈现骨质疏松或同时伴有骨软化、佝偻病,后者的发生可能与钙和维生素 D 摄入不足有关。由于尿钙和尿磷排出增加,易致磷酸钙和草酸钙沉积而形成肾结石、肾钙化,易发生泌尿系统感染、肾功能损害,缓慢发展可进展为尿毒症,此时尿磷排出减少致使血磷升高。血钙、血磷升高导致异位钙化,可引起关节疼痛等症状。高钙可刺激胃泌素的分泌,促使胃壁细胞分泌胃酸增加,进而形成高胃酸性多发性胃十二指肠溃疡;高钙还可激活胰腺外分泌导管内的胰蛋白酶原,引起自身消化,导致急性胰腺炎。

甲状旁腺激素还可抑制肾小管重吸收碳酸氢盐,使尿呈碱性,促进肾结石的形成,并可引起高氯性酸中毒,后者可增加骨盐的溶解,加重骨吸收。

二、临床表现

本病的发病高峰在 60 岁左右,40 岁以后发病率显著升高,15 岁以下发病者罕见,女性多于男性。通常起病缓慢,临床表现差异较大,早期轻症可以无症状或仅有一些非特异性症状,随病变进展累及骨骼、泌尿系统、消化系统则会引起相应表现,严重者可发生高钙危象。有相当一部分患者血清钙和甲状旁腺激素升高,但可持续多年无症状。主要临床表现有以下几方面。

(一)高钙血症

高钙血症可影响多个系统:①神经肌肉系统可出现淡漠、性格改变、反应迟钝、记忆力减退、肌张力降低、易疲劳、四肢肌肉（尤其是近端肌肉）乏力等，症状的轻重与高钙血症的严重程度有关。当血清钙＞3.0 mmol/L 时，症状明显，易出现明显精神症状如幻觉、狂躁，甚至木僵或昏迷。②消化系统方面可表现为食欲减退、恶心、呕吐、腹胀、便秘、反酸等；高血钙刺激胃泌素分泌，胃酸分泌增多，可引起消化性溃疡；高血钙可激活胰蛋白酶，引起急、慢性胰腺炎。慢性胰腺炎可作为原发性甲旁亢的一个重要诊断线索，胰腺炎发作时血钙多降低，如患者血钙正常或增高，应考虑是否有原发性甲旁亢存在。

（二）骨骼病变

临床上主要表现为广泛的骨关节疼痛及压痛，早期出现骨痛多从下肢和腰部开始，逐渐发展至全身，后期主要表现为纤维囊性骨炎和"棕色瘤"，严重者可有骨畸形和病理性骨折，如肩关节下垂、驼背、身高变矮、肋骨和骨盆塌陷伴"鸡胸"及骨盆三叶草畸形。

（三）泌尿系统症状

长期高血钙可影响肾小管的浓缩功能，尿钙和尿磷排出增多，出现多饮、多尿和夜尿增多等症状。泌尿系统结石是原发性甲旁亢最常见的临床表现之一，可反复发生泌尿系统结石或肾实质钙化，表现为肾绞痛、血尿、尿砂石等，易合并泌尿系统感染。泌尿系统结石可诱发泌尿系统感染或引起泌尿系统梗阻，治疗不及时可发展成慢性肾盂肾炎，从而影响肾功能。肾钙质沉着症可导致肾功能逐渐减退，最后引起肾功能不全。

（四）其他

软组织钙化影响肌腱、软骨等处，可引起非特异性关节痛。手指关节主要累及近端指间关节。皮肤钙盐沉积可引起皮肤瘙痒。重症患者可出现贫血，可能是由于甲状旁腺激素介导的骨髓纤维化，以及促红细胞生成素合成减少所致。

（五）高血钙危象

严重高钙血症可引起高血钙危象，发作时常因急性心力衰竭或肾衰竭而猝死，主要见于恶性肿瘤所致的高钙血症患者，以老年患者多见，诱因有肾功能不全、少尿、感染、服用维生素 D 等。常伴有明显脱水，威胁生命。当血钙≥3.75 mmol/L(15 mg/mL) 时需按高血钙危象处理。

"棕色瘤"是指原发性甲旁亢时由于甲状旁腺激素分泌过多，刺激破骨细胞活性增加，引起广泛骨吸收及增生所形成的骨骼肿瘤样病变，还包括纤维组织、编织样的新生骨和支持血管，可合并有出血或囊性变。因其组织中的多核巨细胞胞质中含有红细胞和含铁血黄素,大体病理上呈棕褐色或棕色,因此称为"棕色瘤",实质是含有含铁血黄素沉积的溶骨性囊肿。在其形成过程中,因为破骨细胞对骨小梁过度吸收,导致成骨细胞无法修复骨小梁,造成骨吸收的边缘不断扩大,改变了骨骼的正常形态。病变可达到骨膜下,引起骨痛。但因其不含骨基质,在 X 线片中呈低密度影。

三、实验室检查和辅助检查

(一)生化指标

血清钙多次超过 2.75 mmol/L(正常范围为 2.2～2.7 mmol/L)或血清游离钙超过 1.28 mmol/L[正常范围为(1.18±0.05)mmol/L]应高度怀疑本病。血清游离钙水平测定更为敏感和准确。在高钙血症的同时伴有血清磷降低是原发性甲旁亢的特点之一,肾功能不全时血清磷可正常或增高。血清碱性磷酸酶常升高,在骨骼病变显著的患者尤为明显,骨骼病变越严重,血清碱性磷酸酶水平越高。血氯常升高,血 HCO_3^- 常降低,可出现代谢性酸中毒。绝大多数原发性甲旁亢患者的血氯或血磷＞33,而其他原因引起的高钙血症这一比值通常＜30。

(二)血清甲状旁腺激素

测定血清甲状旁腺激素水平可直接了解甲状旁腺功能,目前多采用测定全分子甲状旁腺激素(1～84)的免疫放射法或免疫化学发光法。正常范围 1～10 pmol/L,平均值 3.42 pmol/L,本病患者多在 10 pmol/L 以上,血甲状旁腺激素升高的程度与血钙浓度、肿瘤大小相平行。

(三)尿液

本病患者尿钙排出增加,儿童患者 24 小时尿钙＞0.15 mmol/kg(6 mg/kg)。当血清钙＜2.87 mmol/L 时,尿钙增加可不明显。尿磷常增高,但受饮食因素影响较大,诊断意义不如尿钙。

(四)骨转换指标

骨转换指标包括血清Ⅰ型胶原羧基末端肽、抗酒石酸酸性磷酸酶、尿Ⅰ型胶原氨基末端肽、吡啶啉、脱氧吡啶啉和羟脯氨酸排泄量等。由于甲状旁腺激素促进骨的吸收,骨转换增加,上述骨转换指标水平可增高。

(五)X 线检查

X 线检查表现为普遍性骨量减少、骨质疏松,常为全身性,以胸腰椎、扁骨、掌骨和肋骨最常见;特征性的骨膜下骨吸收,以指骨桡侧最为常见;纤维囊性骨炎在骨的局部形成大小不等的透亮区;颅骨可表现为毛玻璃样或"砂粒样"改变,内外板界限消失。

(六)骨密度测定

本病桡骨远端1/3部位的骨密度降低较腰椎和髋部更为明显,部分患者可仅有骨密度的降低。常用的骨密度测量方法有单光子吸收法、双能X线吸收法、定量计算机断层扫描测量法等。

四、诊断与鉴别诊断

(一)诊断

本病的诊断分定性诊断和定位诊断两个步骤。

1.定性诊断

凡具有骨骼病变、泌尿系统结石、高血钙的临床表现,单独存在或两三个征象合并存在时,血钙、甲状旁腺激素及碱性磷酸酶水平升高,血磷水平降低,尿钙和尿磷排出增多,X线片提示骨吸收增加等均支持原发性甲旁亢的诊断。

2.定位诊断

定性诊断明确后,可通过超声、放射性核素扫描、颈部和纵隔计算机断层扫描等有关定位检查了解病变甲状旁腺的部位。①颈部超声检查:诊断符合率约70%,如第一次手术失败,相当一部分患者病变的甲状旁腺仍在颈部,重复B超检查是非常必要的。②放射性核素检查:锝-99m-甲氧基异丁基异腈扫描显像符合率在90%以上,也能检出在纵隔的病变。有报道碘-125和硒-75蛋氨酸计算机减影技术可发现82%的病变。锝-99m和铊-201双重放射性核素减影扫描与手术符合率达92%,可检出直径1 cm以上的病变。③颈部和纵隔计算机断层扫描:对颈部病变甲状旁腺的定位意义不大,对于前上纵隔瘤的诊断符合率约为67%,可检出直径1 cm以上的病变。

(二)鉴别诊断

本病应与其他引起高钙血症的疾病鉴别。①多发性骨髓瘤:可有局部和全身骨痛、骨质破坏、高钙血症,有特异性的免疫球蛋白增高、血沉增快、血尿轻链增高、尿本-周蛋白阳性,骨髓常规可找到瘤细胞,血碱性磷酸酶正常或轻度升高,血甲状旁腺激素水平正常或降低。②恶性肿瘤引起的高钙血症:可见于肺、肝、甲状腺、肾、肾上腺、前列腺、乳腺和卵巢肿瘤,临床上有原发肿瘤的特征性表现,血甲状旁腺激素水平正常或降低;但有时肿瘤部位较隐匿,在肿瘤尚未出现症状时即可出现高钙血症,因此,原因不明的高血钙须除外肿瘤的可能性。③维生素 D 过量:有明确用药史,皮质醇抑制试验有助于鉴别。

此外,还应与原发性骨质疏松症、佝偻病、肾性骨营养不良等代谢性骨病相鉴别。

五、治疗

对于血钙水平明显升高或曾有危及生命的高钙血症病史、有症状或并发症的患者应手术治疗,若高钙血症极轻微,或年老、体弱不能耐受手术者可试用药物治疗。

(一)手术治疗

甲状旁腺腺瘤患者经发射计算机断层显像等影像学检查定位后予手术切除腺瘤;甲状旁腺增生患者在手术中应探查所有的甲状旁腺,切除三个腺体,第四个切除 50%,也有学者主张切除 4 个腺体＋甲状旁腺自体移植。手术过程应注意是否存在异位甲状旁腺,大多位于纵隔内,有时包埋在甲状腺中。成功手术可有效地缓解症状,降低血钙及甲状旁腺激素水平。

术后可出现低钙血症,表现为口周和肢体麻木、手足搐搦等,血钙最低值出现在手术后 4～20 天,只需补充钙剂和维生素 D 制剂。在纤维囊性骨炎患者,由于"骨饥饿"或剩留的甲状旁腺血流供应发生障碍,术后可出现严重低钙血症,如血清钙持续在 2 mmol/L 以下,可静脉缓慢推注 10% 葡萄糖酸钙 10～20 mL,必要时一天内重复 2～3 次,或配制于 5% 葡萄糖溶液中静脉滴注,滴注速度取决于低钙症状的程度和患者对治疗的反应。如 2～3 天仍不能控制症状,可加用维生素 D 制剂,可用骨化三醇 0.25～0.5 μg/d,该药起效快,停药后作用消失也快。如同时伴有低镁血症,应加以纠正,低镁可阻碍甲状旁腺激素分泌,可予 10% 硫酸镁 10 mL 或 20% 硫酸镁 5 mL 肌内注射,每天 3 次,或静脉滴注 3～5 g/d,但需复查血清镁。

(二)高血钙危象的处理

高血钙危象可伴有明显脱水,威胁生命,应紧急处理。①静脉滴注大量生理盐水可缓慢症状,根据脱水情况每天补充 4～6 L。②二膦酸盐,如帕米膦酸钠 60 mg 静脉滴注 1 次,或 30 mg 每天静脉滴注 1 次,连用 2 天;也可用唑来膦酸钠 4 mg 静脉滴注 1 次,在 15～30 分钟滴完。③呋塞米 40～60 mg 静脉注射,促使尿钙排出,但同时可使镁和钾流失,应适当补充,避免使用噻嗪类利尿剂。④降钙素可抑制骨吸收,2～8 U/(kg·d)皮下注射或肌内注射。⑤血液透析或腹膜透析,效果显著。⑥糖皮质激素(氢化可的松或地塞米松)静脉滴注或静脉注射。当血清钙降至 3.25 mmol/L 以下,则相对较安全。

(三)无症状患者

对于血钙水平升高程度较轻的无症状患者需要进行随访,至少半年 1 次,随访过程中应监测症状或体征、血压、血钙水平、血肌酐水平及肌酐清除率等。有如下情况者则需手术治疗:①有骨吸收的 X 线表现或骨密度降低;②活动性泌尿系统结石或肾功能减退;③血清钙水平≥3 mmol/L;④甲状旁腺激素较正常增高2倍以上;⑤有严重的精神异常、溃疡、胰腺炎等。

六、预后

手术切除病变的甲状旁腺后,高钙血症及高甲状旁腺激素血症即被纠正,不再形成新的泌尿系统结石。骨吸收指标的水平在手术后迅速下降,而骨形成指标的下降较为缓慢。术后 1~2 周骨痛开始减轻,6~12 个月明显改善。术前活动受限者多于术后 1~2 年可以正常活动并恢复工作。骨密度在术后显著增加,术后第 1 年内增加最为明显。

第二节　继发性甲状旁腺功能亢进症

继发性甲状旁腺功能亢进症简称继发性甲旁亢,是指在慢性肾病、肾小管酸中毒、肠吸收不良综合征、Fanconi 综合征、维生素 D 缺乏或抵抗,以及妊娠、哺乳等情况下,甲状旁腺长期受刺激而分泌过多甲状旁腺激素的一组慢性临床综合征。

一、病因与发病机制

(一)慢性肾病

肾脏排磷减少,导致磷酸盐潴留,高磷酸盐血症引起血钙降低;同时由于肾 1α-羟化酶缺乏造成肠钙吸收不足,导致血钙降低;在血液透析过程中补钙不足,同样造成低钙血症,刺激甲状旁腺,导致继发性甲旁亢。

(二)肾小管酸中毒

尿中排出大量磷酸盐,致骨质中羟磷灰石含量不足,骨钙丢失,导致血钙降低,刺激甲状旁腺分泌甲状旁腺激素,导致继发性甲旁亢。

(三)肠吸收不良综合征

肠吸收不良综合征可引起维生素 D、钙、镁等全面的吸收障碍,因血钙、血镁降低而继发甲状旁腺亢进症。

(四)Fanconi 综合征

患者肾脏重吸收糖、氨基酸障碍,导致高尿钙,少数重症患者可引起低血钙及继发性甲旁亢;此外,伴胱氨酸储积症的 Lignac-Fanconi 综合征,由于胱氨酸储积于多个脏器,尤其是肾脏,易引起肾衰竭而导致继发性甲旁亢。

(五)维生素 D 缺乏或抵抗

维生素 D 缺乏或其羟化活性产物的形成发生障碍(如肝脏病或使用抗痉挛药时)、假性维生素 D 缺乏症、肾性骨营养不良等,均可因肠钙吸收障碍导致低钙血症而引起继发性甲旁亢。

(六)妊娠、哺乳

妊娠、哺乳期妇女摄入钙不足,可导致低钙血症,刺激甲状旁腺,导致继发性甲旁亢。

二、临床表现

(一)原发病表现

各种原发疾病相应的表现。

(二)继发性甲旁亢的主要临床表现

1.骨骼症状

骨骼疼痛呈自发性或在加压后促发,骨痛多见于脊柱、髋、膝等负重关节,且在活动时加重,疼痛呈发作性或持续性,还可伴病理性骨折和骨畸形。此与甲状旁腺激素促进骨溶解、破骨细胞增多、骨破坏增加、骨皮质变薄、全身骨骼普遍脱钙有关。骨折多见于肋骨、脊柱等部位,骨折为自发性或轻微外力引起;关节畸形可见脊柱侧凸、胸廓变形,儿童可出现骨生长延迟、骨骺脱离和股骨变形;甲状旁腺激素是甲旁亢骨病的重要决定因素,其升高程度与甲旁亢骨病严重程度相一致。

2.神经毒性和神经肌肉症状

甲状旁腺激素的神经毒性作用,可引起精神失常、脑电图紊乱和周围神经病变,也可出现近端肌力减退和肌萎缩。

3.其他症状

与甲状旁腺激素过高、血钙过高或转移性钙化有关的其他症状,如不同程度的皮肤瘙痒与皮肤内钙沉着。甲状旁腺激素过高可引起软组织、血管钙化,导致缺血性坏死,出现皮肤缺血性溃疡和肌肉坏死,多发生于指(趾)尖端。异位钙化发生的部位有角膜、关节、血管等。有的患者可表现为关节疼痛、假性痛风综合征,偶见缺血性肌痛。

三、实验室检查和辅助检查

(一)实验室检查

血液检查可见血钙浓度降低,血磷升高,血清碱性磷酸酶的异常改变可反映甲旁亢的严重程度,血 $1,25(OH)_2-D_3$ 下降程度与肾衰竭程度平行,血甲状旁腺激素升高。

(二)其他辅助检查

1.影像学检查

X 线与核素骨扫描对肾性骨病的诊断和分型有帮助,甲状旁腺的影像学检查不但能发现肿大的甲状旁腺,确定 4 个甲状旁腺的部位,还可发现异位的甲状旁腺。此项检查可以帮助确定继发性甲旁亢的诊断,并可用以评定非手术治疗的效果。

2.其他常规检查

其他常规检查如肌电图、脑电图、心电图等,必要时做肾活检排除其他肾脏疾病。

四、诊断与鉴别诊断

(一)原发性甲旁亢

原发性甲旁亢多由甲状旁腺增生、腺瘤或腺癌引起,血钙升高或正常,血磷降低,血 ALP 明显升高,尿钙、尿磷升高,血钙/磷>33,主要骨病变为骨膜下骨皮质吸收伴纤维囊性骨炎和骨折。

(二)继发性甲旁亢

继发性甲旁亢常继发于慢性肾病、维生素 D 缺乏或抵抗。血钙正常或降低,慢性肾功能不全时血磷升高,维生素 D 缺乏时下降。尿钙正常或降低,血钙/磷<33。主要骨病变为骨膜下骨吸收,长骨近骨骺端呈毛刷状和骨软化。原发疾

病得到有效治疗后,患者甲旁亢症状可明显缓解。

(三)三发性甲旁亢

甲状旁腺长期受到刺激形成自主性高功能腺瘤,可自主分泌甲状旁腺激素,称三发性甲旁亢。常见于长期慢性肾衰竭、维生素 D 缺乏或抵抗患者,血钙正常或升高,尿钙正常或升高,血钙/磷＞33,主要骨病变为骨膜下骨皮质吸收伴纤维囊性骨炎和骨折。去除甲旁亢刺激因素后,甲旁亢症状仍持续加重。

五、治疗

原发疾病的治疗包括抗感染、避免肾毒性药物的使用、积极维持内环境稳定,必要时行血液透析或肾移植手术。

(一)钙剂

每天补充元素钙 1.0～1.2 g/d,监测血钙、血磷,防止软组织钙化。

(二)维生素 D

补充维生素 D,促进钙在肠道的吸收,小剂量维生素 D 还可促进骨形成,抑制血管钙化。血清 25-(OH)D 水平＜30 ng/mL 时,可补充普通维生素 D 1 万～30 万 U/d(需 7～14 天才能在体内活化);活性维生素 D 可部分逆转骨病变,但长期使用存在高钙血症、异位钙化的风险,故应监测血钙,常用剂量为 $1,25(OH)_2$-D_3 0.5～1.0 $\mu g/d$。

(三)控制血磷

1.饮食

正常成年人磷的摄入量为 800～1 000 mg/d,慢性肾衰竭患者应控制在 600 mg/d 以下。

2.磷结合剂

磷结合剂包括以下几种。①含铝磷结合剂:氢氧化铝、硫糖铝;②含钙磷结合剂:碳酸钙、醋酸钙;③盐酸聚烯丙基胺等。应维持血磷在 1.4～2.0 mmol/L(4.0～5.5 mg/dL)。

(四)维生素 D 受体激活剂

维生素 D 受体激活剂可抑制炎症反应、血管钙化和血栓形成,还可调节肾素-血管紧张素-醛固酮系统。血清甲状旁腺激素显著升高超过 300 pg/mL 时,应加用维生素 D 受体激活剂。

(五)钙受体激动剂

钙受体激动剂增加钙受体对钙的敏感性,剂量依赖性抑制甲状旁腺激素分泌,可同时降低血钙和血甲状旁腺激素,而升高血钙的作用不明显,还可明显减少甲状旁腺细胞数量,抑制甲状旁腺组织增生,降低血清甲状旁腺激素水平,常用于甲状旁腺癌伴高钙血症和慢性肾病并继发性甲旁亢的治疗。

(六)调整透析液钙浓度

补钙前应将血磷控制到<1.8 mmol/L(5.5 mg/dL),当血钙>2.6 mmol/L(10.5 mg/dL)应减少透析次数或暂停透析。

(七)手术切除适应证

手术切除适应证包括:①经影像学检查证实甲状旁腺显著增大且血清甲状旁腺激素>800 pg/mL;②慢性肾病并继发性甲旁亢症状明显或有并发症;③血清甲状旁腺激素正常但伴高钙血症;④三发性甲旁亢;⑤肾移植后持续性高钙血症。

六、预后

继发性甲旁亢的预后决定于原发病因的性质、病情经过、治疗情况和恢复状况等。

第三节 甲状旁腺功能减退症

甲状旁腺功能减退症简称甲旁减,是指甲状旁腺激素分泌过少和/或效应不足引起的一组临床综合征。其特点是手足抽搐、癫痫样发作、低钙血症和高磷血症。临床常见类型有特发性甲旁减、继发性甲旁减、低血镁性甲旁减和新生儿甲旁减,少见类型包括假性甲旁减等。长期口服钙剂和维生素 D 制剂可使病情得到控制。

一、病因与病理生理

(一)继发性甲旁减

继发性甲旁减较为常见。最多见者为甲状腺手术时误将甲状旁腺切除或损伤所致。如腺体大部或全部被切除,可发生永久性甲旁减,占甲状腺手术的1%~1.7%。因甲状腺炎症、甲状腺功能亢进症接受放射性碘治疗后或因恶性肿瘤侵及甲状旁腺所致者较少见。

(二)特发性甲旁减

特发性甲旁减儿童多见,成人较少,病因不明,可能与自身免疫相关。可同时合并甲状腺和肾上腺皮质功能减退、糖尿病,如多发性内分泌腺功能减退症;可有家族史,伴有性联隐性遗传或常染色体阴性或显性遗传。

(三)低镁血症

低镁血症严重者可暂时抑制甲状旁腺激素分泌,引起可逆性甲旁减,此时血清甲状旁腺激素明显降低或低于可检测范围,补充镁后,血清甲状旁腺激素立即升高。低镁血症还可影响甲状旁腺激素对周围组织的作用。

(四)新生儿甲旁减

高钙血症孕妇的新生儿因甲状旁腺功能受抑制而出现低钙血症,出生后可表现为暂时性或永久性甲旁减。早产儿的甲状旁腺需经 1 周至数月才发育成熟,故可合并低钙血症。

(五)假性甲旁减

假性甲旁减为先天遗传性疾病,包括假性甲旁减 I a、I b 型和 II 型,以及假假性甲状旁腺功能减退症。由于甲状旁腺激素受体或受体后缺陷,使甲状旁腺激素对其靶器官(骨、肾)组织细胞的作用受阻,导致甲状旁腺激素抵抗。甲状旁腺激素生成和分泌不足可导致以下症状。

(1)破骨作用减弱,骨吸收减少。

(2)肾脏合成 $1,25\text{-}(OH)_2\text{-}D_3$ 减少,肠道钙吸收下降。

(3)肾小管对钙的重吸收减少,尿钙排出增加。通过以上多途径导致低钙血症。

(4)肾小管对磷的重吸收增加,故血磷升高,尿磷减少。

(5)磷携带 Ca^{2+} 向骨及软组织沉积,部分患者骨密度增加,因不是成骨细胞活性增加而致的骨生成,且骨转换减慢,故血清碱性磷酸酶正常。

(6)低钙血症和碱中毒达到一定程度时,神经肌肉兴奋性增加,出现手足搐搦。病程较长者常伴有视盘水肿、颅内压增高、皮肤粗糙、指甲干裂、毛发稀少和心电图异常,在儿童可影响智力发育。

二、临床表现

临床表现主要由于长期血钙过低伴阵发性加剧所致,其轻重主要取决于血钙降低的程度、持续时间及下降速度等。

(一)神经肌肉应激性增加

临床上,严重低钙血症的标志是抽搐。明显的抽搐常以手指及口周麻木为先兆,典型表现为手足痉挛(血钙<2 mmol/L时出现),通常先出现拇指内收,接着掌指关节屈曲、指间关节伸展和腕关节屈曲,形成"助产士"手,有时双足也呈强直性伸展,膝关节与髋关节屈曲,可伴有疼痛。抽搐也可发生于其他肌群,包括威胁生命的喉肌痉挛。

轻度的神经肌肉兴奋性增高产生的隐匿性抽搐,可通过面神经叩击征和束臂加压试验引出。面神经叩击征为轻叩耳前2～3 cm处,即颧弓下的面神经分支处,轻度阳性反应仅表现为口角抽搐,重度阳性者半侧面肌痉挛。束臂加压试验为血压计气囊在收缩压上1.3 kPa(10 mmHg)处加压上臂,持续2～3分钟,如出现手抽搐为阳性。束臂征较面神经叩击征特异性高,但有1%～4%的正常人为阳性。

低钙血症可诱发癫痫局灶性或全身发作。其他对中枢神经系统的影响包括视盘水肿、意识障碍、疲倦和器质性脑综合征等。长期甲旁减或假性甲旁减的患者基底节常发生钙化,大部分无症状,少数可表现为运动失调。

(二)低钙血症的其他表现

1.心脏

心室复极化延迟,QT间期延长。兴奋收缩偶联可能受损,有潜在心脏疾病的患者中,有时可见顽固性的充血性心力衰竭。

2.眼部

白内障在慢性低钙血症患者中常见,其严重程度与低钙血症的持续时间和血钙水平有关。

3.皮肤

皮肤干燥易剥脱,指甲脆而易断。可出现疱疹样脓疱病或脓疱性银屑病。易患念珠菌感染。

4.牙齿

低钙血症可引起牙釉质发育不全和恒牙不出。

5.血液系统

低钙血症使维生素 B_{12} 与内因子结合欠佳,可发生巨幼红细胞性贫血。

(三)神经、精神症状

部分患者,尤其是儿童,可出现惊厥或癫痫样全身抽搐,常误诊为癫痫(样)大发作。长期慢性低钙血症可引起锥体外神经症状,包括典型的帕金森病表现,纠正低血钙可改善症状。也可出现自主神经功能紊乱,如出汗、声门痉挛、气管痉挛及胆、肠和膀胱平滑肌痉挛等。慢性甲旁减患者可出现烦躁、易激惹、抑郁或精神异常。

三、实验室检查

多次测定血清钙<2.2 mmol/L 提示存在低钙血症。有症状者血清总钙一般≤1.88 mmol/L,血清游离钙≤0.95 mmol/L。同时测定血清清蛋白校正血钙水平,以血清清蛋白 40 g/L 为基数,每降低 1 g/L,血钙测定值应增加 0.2 mmol/L。多数成年患者血清无机磷升高,幼年患者浓度更高。血碱性磷酸酶常正常或降低。血甲状旁腺激素可降低(但假性甲旁减患者增高)。因低钙血症是甲状旁腺的强烈刺激因素,血清总钙≤1.88 mmol/L 时,血(清)甲状旁腺激素应升高 5～10 倍,故低钙血症患者,即使血甲状旁腺激素在正常范围内,仍为甲旁减,判断血(清)甲状旁腺激素时应与血钙一同分析。甲旁减患者尿钙、尿磷降低。

四、诊断与鉴别诊断

本病常有手足抽搐反复发作史。面神经叩击征和束臂加压试验阳性。实验室检查如有血钙降低(常<2 mmol/L)、血磷升高(常>2 mmol/L),且能排除肾功能不全者,诊断基本可确定。如血(清)甲状旁腺激素测定结果明显降低或不能测得,即可确定诊断。特发性甲旁减的患者,临床上常无明显病因,可有家族史。手术后甲旁减常见于甲状腺或甲状旁腺手术后。

特发性甲旁减尚需与假性甲旁减、严重的低镁血症等相鉴别。抽搐也可发生在低镁血症和代谢性碱中毒,如过度通气所致的呼吸性碱中毒等。

五、治疗

治疗目的:①控制症状,包括终止手足抽搐发作,使血清钙正常或接近正常;②减少甲旁减并发症的发生;③避免维生素 D(过量)中毒。治疗方法有以下几种。

(一)急性低钙血症

发生手足抽搐、喉痉挛、癫痫发作的患者需要静脉补钙,常用制剂有氯化钙(5%,每 10 mL 含元素钙 90 mg)和葡萄糖酸钙(10%,每 10 mL 含元素钙 90 mg)。可先缓慢静脉注射葡萄糖酸钙或氯化钙 10～20 mL,必要时 1 小时后重复给药。同时口服钙和维生素 D 制剂。若抽搐严重不能完全缓解者,可持续静脉滴注补钙,但速度不宜超过 4 mg/(kg·h)。24 小时可静脉输注元素钙 400～1 000 mg,直至口服治疗起效。治疗同时需注意患者有无喘鸣并保持呼吸道通畅,定期严密监测血钙水平。钙剂对静脉有刺激作用,使用洋地黄的患者输注钙剂易导致洋地黄中毒,故需谨慎使用。

(二)慢性低钙血症

慢性低钙血症治疗目标是使患者无症状,血钙水平维持在 2.075～2.3 mmol/L(8.5～9.2 mg/dL)。长期低水平的血钙不仅会产生低血钙的症状,还易导致白内障等疾病。但当血钙浓度在正常上限时,可有明显的高尿钙,容易导致肾结石、肾钙质沉着和慢性肾功能不全。治疗药物以钙和维生素 D 及其衍生物为主。

1.钙剂

患者应长期口服钙剂,每天 1～1.5 g 元素钙(供给 1 g 元素钙需乳酸钙 7.7 g,葡萄糖酸钙 11 g,氯化钙 3.7 g,碳酸钙 2.5 g),分为 3～4 次口服效果较好,孕妇、小儿需酌情加量,维持血钙接近正常水平为宜。血钙升高后,磷肾阈相应降低,尿磷排出增加,血磷随之降低,因此通常不需要用降低血磷的药物。此外,应注意高钙、低磷饮食。

2.维生素 D 及其衍生物

轻症患者经补充钙及限制磷治疗后,血清钙可基本维持正常。症状较重患者须加用维生素 D 制剂。常用剂量为维生素 D_3 3 万～10 万 U/d、1α-(OH)D_3 1～4 μg/d 或 1,25-(OH)$_2D_3$ 0.75～1.5 μg/d。用药期间应定期复查血钙、尿钙,及时调整剂量,避免维生素 D 中毒、高钙血症的发生。如患者甲状旁腺激素完全缺乏,由于 1α-羟化酶作用有赖于甲状旁腺激素,外源性维生素 D 转变为活性维生素 D 的过程障碍,使用普通维生素 D,所需剂量大、起效慢、体内清除慢,停药后作用消失需 2 周到 4 个月;而活性维生素 D 使用剂量小、起效迅速、作用稳定、口服较方便,停药后 3～6 天作用即消失,但价格较贵。

维生素 D 与钙剂的剂量可相互调节。增加维生素 D 剂量可加速肠道钙的吸收,钙剂相应减少;增加钙剂也可增加肠道钙吸收,可相应减少维生素 D 的剂量。甲旁减患者肾小球滤出钙增加,肾小管重吸收钙减少,在血钙正常时即可出现明显的高尿钙,因此甲旁减使用钙剂和维生素 D 的治疗目标为减轻、控制症状,并非纠正血钙水平,血钙控制目标为 2.0～2.25 mmol/L。

3.镁剂

对伴有低镁血症患者,应立即补镁,25％硫酸镁 10～20 mL 加入 5％葡萄糖盐水中静脉滴注,或加入 10％葡萄糖溶液中肌内注射,剂量取决于血镁降低的程度。低镁血症纠正后,低钙血症可随之好转。

4.甲状旁腺移植

对药物治疗无效或已发生各种并发症的患者可考虑同种异体甲状旁腺移植,但寻找供体较困难。

六、预后

妊娠患者应及时纠正低钙血症,以保护胎儿的健康。在进行甲状腺及甲状旁腺手术时,应避免甲状旁腺损伤或切除过多。及早诊断甲旁减并给予长期有效的治疗可减少晚期并发症的发生。血清钙维持或接近正常水平可改善患者视力和神经症状,并减轻皮肤念珠菌感染。

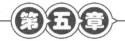

肾上腺疾病

第一节　库欣综合征

库欣综合征又称皮质醇增多症,是肾上腺皮质分泌过量皮质醇所引起的以向心性肥胖、满月脸、水牛背、皮肤紫纹、高血压和糖尿病等为主要表现的一组临床综合征。

一、病因与病理生理

库欣综合征按病因分为促肾上腺皮质激素依赖性库欣综合征和促肾上腺皮质激素非依赖性库欣综合征。

(一)促肾上腺皮质激素依赖性库欣综合征

促肾上腺皮质激素依赖性库欣综合征由于促肾上腺皮质激素分泌过多,刺激双侧肾上腺增生、分泌过量皮质醇所致。

1.垂体性库欣综合征

垂体性库欣综合征又称垂体性库欣病,最常见,约占库欣综合征的 70%。主要由垂体促肾上腺皮质激素瘤引起,微腺瘤(直径<10 mm)见于 80% 的库欣病。10% 为大腺瘤。由于垂体分泌促肾上腺皮质激素过多,刺激双侧肾上腺弥漫性增生。少数患者是由于下丘脑功能异常,促肾上腺皮质激素释放激素过量分泌刺激垂体促肾上腺皮质激素细胞增生引起。促肾上腺皮质激素微腺瘤患者的促肾上腺皮质激素分泌并非完全自主性,可被大剂量的外源性糖皮质激素抑制。

2.异位促肾上腺皮质激素综合征

异位促肾上腺皮质激素综合征是指垂体以外的肿瘤组织分泌过量的促肾上

腺皮质激素或促肾上腺皮质激素类似物引起,约 90％的异位促肾上腺皮质激素肿瘤在肺或纵隔内。

(二)促肾上腺皮质激素非依赖性库欣综合征

促肾上腺皮质激素非依赖性库欣综合征由肾上腺自身分泌过量的皮质醇激素所致,垂体促肾上腺皮质激素分泌反馈受抑制而降低。

1.肾上腺皮质腺瘤

肾上腺皮质腺瘤占库欣综合征的 10％～20％,单侧多见。自主分泌过量皮质醇,反馈抑制下丘脑促肾上腺皮质激素释放激素和垂体促肾上腺皮质激素。起病较缓慢,多毛及雄激素增多表现少见。

2.肾上腺皮质腺癌

肾上腺皮质腺癌占 2％～3％。病情重、进展快。瘤体积大,通常在 5～6 cm或以上。常呈重度库欣综合征表现,可同时产生雄激素,女性表现为多毛、痤疮、阴蒂肥大。可有腹痛、背痛,体检有时可触及肿块。

3.促肾上腺皮质激素非依赖性大结节增生

促肾上腺皮质激素非依赖性大结节增生占 2％～3％。双侧肾上腺增大,含有多个直径在 5 mm 以上的良性结节,一般为非色素性。病情进展较腺瘤患者慢。其发病机制与促肾上腺皮质激素以外的激素或神经递质(如抑胃肽、黄体生成激素/绒毛膜促性腺激素等)的受体在肾上腺皮质细胞上异位表达有关。

4.原发性色素结节性肾上腺病

原发性色素结节性肾上腺病也称为促肾上腺皮质激素非依赖性双侧肾上腺小结节增生,罕见。患者多为儿童和青年,一部分患者的临床表现同一般库欣综合征;另一部分为家族性,呈显性遗传,往往伴面、颈、躯干皮肤及口唇、结膜、巩膜着色斑及蓝痣,还可伴皮肤、乳房、心房黏液瘤,睾丸肿瘤,垂体生长激素瘤等,称为 Carney 综合征。患者血中促肾上腺皮质激素低或测不到,大剂量地塞米松不能抑制。肾上腺体积正常或轻度增大,含许多结节,多为棕色或黑色,也可为黄棕色或蓝黑色。发病机制与蛋白激酶 A 的调节亚基 1α 突变有关。

二、临床表现

向心性肥胖、满月脸、多血质、皮肤紫纹是大部分库欣综合征患者共有的典型表现。早期轻症患者可能仅表现为体重增加或伴血压升高,随病情进展可逐渐出现典型表现。由肾上腺恶性肿瘤引起的重症患者多表现为体重减轻、高血压、水肿、低血钾性碱中毒。病程较久者可能以并发症为主就诊,如心力衰竭、脑卒中、病理性骨折、肺部感染、精神症状等。各类临床症状分述如下。

(一)向心性肥胖、满月脸、多血质

面圆而肤色暗红,胸、腹、颈、背部脂肪增厚。病情较重者可因肌肉消耗等原因使患者的四肢瘦小。皮肤呈暗红(多血质)与皮肤变薄及皮质醇所致红细胞和血红蛋白增多有关。

(二)神经、精神和肌肉系统

肌无力,下蹲后起立困难。常有不同程度的精神、情绪变化,如情绪不稳定、烦躁、失眠,严重者精神变态,个别可出现躁狂症。

(三)皮肤

皮肤变薄,微血管脆性增加,易发生瘀斑。下腹两侧、大腿外侧出现紫纹(为紫红色条纹,因皮肤变薄及皮肤弹性纤维断裂所致),较重患者在腋窝前部及腘窝等部位也可出现紫纹,为本症特征性表现。手、脚、指(趾)甲、肛周易发生真菌感染。异位促肾上腺皮质激素综合征患者及较重库欣病患者皮肤色素加深。

(四)心血管系统

高血压常见,常伴有动脉硬化。长期高血压可引起左心室肥大、心力衰竭和脑血管意外。由于凝血功能异常易发生动静脉血栓。

(五)对感染抵抗力减弱

长期皮质醇增多使免疫系统受抑制而抵抗力下降,易发生各种感染,肺部感染多见;皮肤化脓性感染不易局限,可进展为蜂窝织炎、菌血症及败血症等。

(六)性功能障碍

女性患者月经减少、不规则或停经。痤疮常见。男性患者性欲减退、阴茎缩小、睾丸变软。此与肾上腺产生雄激素增多及皮质醇抑制垂体促性腺激素有关。女性患者出现明显男性化(如乳房萎缩、生须、喉结增大、阴蒂肥大)要警惕肾上腺皮质癌。

(七)对糖代谢、骨代谢及血钾的影响

皮质醇增多促进肝糖异生,并有拮抗胰岛素的作用,可引起肝葡萄糖输出增多,糖耐量异常,部分患者出现类固醇性糖尿病。病程较久者可出现骨质疏松、骨折、脊椎压缩畸形或压缩性骨折等。可因皮质醇的潴钠排钾作用而引起水肿和低血钾。明显的低钾性碱中毒主要见于肾上腺皮质癌和异位促肾上腺皮质激素综合征。库欣综合征各种临床表现及发病率见表 5-1。

表 5-1　库欣综合征的症状和体征

症状或体征	频率（%）	症状或体征	频率（%）
向心性肥胖	79～97	紫纹	51～71
多血质	50～94	水肿	28～60
糖耐量受损	39～90	背痛、病理性骨折	40～50
乏力及近端肌病	29～90	多饮、多尿	25～44
高血压	74～87	肾结石	15～19
心理异常	31～86	色素沉着	4～16
皮肤瘀斑	23～84	头痛	0～47
女子多毛	64～81	突眼	0～33
月经稀少或闭经	55～80	皮肤真菌感染	0～30
阳痿	55～80	腹痛	0～21
痤疮、皮肤油腻	26～80		

三、诊断

诊断的步骤分功能诊断和定位诊断。

（一）库欣综合征的功能诊断

功能诊断的意义在于确定有无高皮质醇血症存在。

1.血皮质醇、24 小时尿游离皮质醇及其代谢产物尿 17-羟皮质类固醇测定

库欣综合征患者血皮质醇、24 小时尿游离皮质醇及其代谢产物尿 17-羟皮质类固醇测定增高。

2.皮质醇与促肾上腺皮质激素昼夜节律测定

正常人的节律是早 8 点血中水平最高，下午 4 点下降为早 8 点的一半，午夜 0 点为最低或血皮质醇绝对值＜50 nmol/L（1.8 μg/dL）。库欣综合征患者节律紊乱，失去上述昼夜节律性，下午和夜间不相应下降甚或高于早晨，一般午夜皮质醇＞50 nmol/L。

3.唾液皮质醇测定

因唾液中只存在游离状态的皮质醇，并与血中游离皮质醇浓度平行，且不受唾液流率的影响，故唾液皮质醇水平的昼夜节律改变和午夜皮质醇低谷消失是库欣综合征患者较稳定的生化改变。

4.过夜地塞米松抑制试验

过夜地塞米松抑制试验是诊断库欣综合征最简单的筛查试验。前一天测晨

8点皮质醇,于晚23点口服地塞米松1 mg,服药次日8点取血测皮质醇,切点值为50 nmol/L。如抑制率不低于对照值的50%或测定值>50 nmol/L为不能被抑制,应怀疑库欣综合征。

5.小剂量地塞米松抑制试验

口服地塞米松2 mg/d(0.5 mg,每6小时1次),连服2天,服药前和服药第2天分别留24小时尿游离皮质醇或尿17-羟类固醇,也可服药前后测定血清皮质醇进行比较。皮质功能正常者口服地塞米松第2天,24小时尿游离皮质醇<27 nmol/24 h(10 μg/24 h)或尿17-羟类固醇<6.9 μmol/24 h(2.5 mg/24 h)或血清皮质醇<50 nmol/L(1.8 μg/dL)。

超过上述这些值即可确定有高皮质醇血症存在,库欣综合征的诊断确立。

(二)库欣综合征的定位诊断

1.血浆促肾上腺皮质激素测定

促肾上腺皮质激素降低或测不出为促肾上腺皮质激素非依赖性库欣综合征,病因可能为肾上腺腺瘤或肾上腺腺癌。皮质醇增高而促肾上腺皮质激素不降低或增高为促肾上腺皮质激素依赖性库欣综合征,病因可能为库欣病,或为异位促肾上腺皮质激素综合征。通常库欣病血浆促肾上腺皮质激素水平为正常高限或略高,而异位促肾上腺皮质激素综合征血浆促肾上腺皮质激素显著升高。

2.大剂量地塞米松抑试验

口服地塞米松8 mg/d(2 mg,每6小时1次),服药2天,于服药前和服药第二天测定24小时尿游离皮质醇或尿17-羟类固醇。该检查主要用于鉴别库欣病和异位促肾上腺皮质激素综合征,如用药后24小时尿游离皮质醇、24小时尿17-羟类固醇被抑制超过对照值的50%则提示为库欣病,不足50%提示为异位促肾上腺皮质激素综合征或为肾上腺疾病。

3.促肾上腺皮质激素释放激素兴奋试验

静脉注射合成的羊或人促肾上腺皮质激素释放激素1 μg/kg或100 μg,于用药前(0分钟)和用药后15分钟、30分钟、45分钟、60分钟、120分钟分别取血测定促肾上腺皮质激素和皮质醇水平。如果促肾上腺皮质激素在15~30分钟比基线升高35%~50%,或皮质醇在15~45分钟升高14%~20%为阳性。如结果阳性提示为库欣病,而促肾上腺皮质激素非依赖性库欣综合征患者通常对促肾上腺皮质激素释放激素无反应、其促肾上腺皮质激素和皮质醇水平不升高。

4.影像学检查

推荐对所有促肾上腺皮质激素依赖性库欣综合征患者进行垂体增强磁共振

成像或垂体动态增强磁共振成像。肾上腺影像学 B 超、计算机断层扫描、磁共振成像检查,对诊断促肾上腺皮质激素非依赖性库欣综合征患者有很重要的意义,推荐首选双侧肾上腺计算机断层扫描薄层(2～3 mm)增强扫描,可行三维重建以更清晰地显示肾上腺病变的立体形态。如果怀疑异位促肾上腺皮质激素综合征,应拍胸片或行计算机断层扫描、正电子发射计算机断层扫描检查。

5.双侧岩下窦插管取血

促肾上腺皮质激素依赖性库欣综合征患者如临床、实验室、影像学检查结果不一致或难以鉴别库欣病或异位促肾上腺皮质激素综合征时,可行双侧岩下窦插管取血来鉴别促肾上腺皮质激素来源。经股静脉、下腔静脉插管至双侧岩下窦后,可应用数字减影血管成像术证实插管位置是否正确和岩下窦解剖结构是否正常。岩下窦与外周血浆促肾上腺皮质激素比值＞2 则提示库欣病,反之则为异位促肾上腺皮质激素综合征。

(三)鉴别诊断

不同类型库欣综合征的鉴别见表 5-2。另外,库欣综合征还需与以下疾病相鉴别。

表 5-2   库欣综合征的鉴别要点

鉴别要点	库欣综合征	肾上腺皮质腺瘤	肾上腺皮质腺癌	异源促肾上腺皮质激素综合征
起病	慢	慢	较快	快
病程	长	较长	短	短
色素沉着	轻度	无	无	明显
低钾	轻度	少	常有	常有
促肾上腺皮质激素水平	↑↑	↓	↓	↑↑↑
大剂量地塞米松抑制试验	抑制	不被抑制	不被抑制	多不被抑制
促肾上腺皮质激素释放激素兴奋试验	有反应	无反应	无反应	无反应

1.单纯性肥胖

肥胖呈均匀性而非向心性肥胖、可出现细小紫纹、皮质醇正常或轻微升高,但可被过夜地塞米松和小剂量地塞米松抑制。

2.类库欣综合征

类库欣综合征是长期应用外源性肾上腺糖皮质激素或饮用大量酒精饮料引起的。

四、治疗

(一)库欣病的治疗

1.垂体手术治疗

经蝶垂体腺瘤切除术为单发促肾上腺皮质激素垂体瘤的首选治疗方法。瘤体较大不能经蝶手术者需开颅手术切除腺瘤。

2.放射治疗

放射治疗分次体外照射治疗或立体定向放射治疗,适合于垂体手术失败或不能手术的患者。

3.双侧肾上腺切除术

双侧肾上腺切除术适合于垂体手术失败或不能手术的患者,是快速控制高皮质醇血症的有效方法,手术会造成永久性肾上腺皮质功能减退而终身需用肾上腺糖皮质激素及盐皮质激素替代治疗,且术后发生 Nelson 综合征的风险增加。

(二)促肾上腺皮质激素非依赖性库欣综合征的治疗

1.肾上腺皮质腺瘤

肾上腺皮质腺瘤首选手术切除肿瘤,现多用微创腹腔镜手术,术后因下丘脑-垂体轴的长期抑制,出现明显的肾上腺皮质功能减退症状,因此术后需用肾上腺糖皮质激素短期替代补充治疗,并逐渐减量,有的患者需服药半年或以上。

2.肾上腺皮质腺癌

肾上腺皮质腺癌可采用包括手术、药物(单用米托坦或联合使用链脲菌素等化学治疗药物)和放射治疗在内的综合治疗方法。

3.促肾上腺皮质激素非依赖性大结节增生

目前推荐先切除一侧肾上腺并获得病理确诊,在随诊过程中决定是否择期切除另一侧肾上腺;如果病变组织表面存在异常的受体表达且有可治疗的药物,则可用药物治疗代替肾上腺切除术。

4.原发性色素结节性肾上腺病

手术切除双侧肾上腺是治疗的主要选择,次全切除或单侧肾上腺切除可使显性库欣征患者的症状明显缓解,但最终仍需要肾上腺全切除。

(三)异位促肾上腺皮质激素综合征的治疗

应该积极治疗原发病。如肿瘤定位明确,首选手术治疗;如肿瘤已转移或难以定位、症状严重或首次手术失败则可行双侧肾上腺切除术或以药物阻断皮质醇合成,并同时对症治疗及纠正低钾血症等生化紊乱。

(四)库欣综合征的药物治疗

库欣综合征的药物治疗适合于不能手术或等待放射治疗发挥作用的患者,可使症状在短期内得到改善。

1.类固醇合成抑制剂

类固醇合成抑制剂可抑制皮质醇合成,但对肿瘤无直接治疗作用,也不能恢复下丘脑-垂体-肾上腺轴的正常功能。甲吡酮和酮康唑的疗效和耐受性较好,故较常用,但酮康唑可轻度短暂升高肝酶及可致男性患者性功能减退,甲吡酮可致女性患者多毛。米托坦有特异的抗肾上腺作用,能长期有效控制大多数促肾上腺皮质激素依赖性库欣病患者的症状,但药物起效慢,有消化和神经系统的不良反应,须严密监测药物浓度。

2.糖皮质激素受体阻滞剂

米非司酮有拮抗肾上腺糖皮质激素的作用及抑制 21-羟化酶的活性,适用于无法手术的患者以缓解库欣综合征的精神神经症状。长期应用可致血促肾上腺皮质激素水平升高,少数患者发生类艾迪生病样改变,男性患者可引起阳痿、乳腺增生。

五、围术期肾上腺皮质功能减退的治疗

(一)促肾上腺皮质激素非依赖性库欣综合征患者

肾上腺性库欣综合征患者于手术中和手术后应静脉滴注氢化可的松 100~200 mg,并视病情变化给予对症或急救治疗,如术后血压下降、休克或出现肾上腺皮质危象时,应立即增加氢化可的松用量至病情好转。术后常规用氢化可的松每天 100~200 mg 静脉滴注 5~7 天,剂量逐渐减量后改为口服氢化可的松或泼尼松至生理维持剂量(氢化可的松上午 8 点 20 mg,下午 4 点 10 mg 或泼尼松上午 8 点 5 mg,下午 4 点 2.5 mg),逐渐减量至停药,一般于半年左右停药。服药期间应观察患者临床表现、血压、电解质等以调节药物剂量。

(二)促肾上腺皮质激素依赖性库欣综合征患者

术后 1 周内应尽快进行血皮质醇或 24 小时尿游离皮质醇的检测来评价病

情是否缓解,如患者出现明显的肾上腺皮质功能减退症状,则应用肾上腺糖皮质激素治疗,病情好转后逐渐减量至停药,一般服药大约 1 个月可停药。

第二节　原发性醛固酮增多症

醛固酮增多症可分为原发性和继发性两类。原发性醛固酮增多症简称原醛症,主要由于肾上腺皮质腺瘤或增生,分泌过多的醛固酮所致;继发性醛固酮增多症简称继醛症,是由于肾上腺皮质以外的因素兴奋肾上腺皮质球状带,使醛固酮分泌增多所致。以下主要讲述原发性醛固酮增多症。

原醛症是以高血压、低血钾、肌无力、多尿、血浆肾素活性受抑及醛固酮水平升高为主要特征的临床综合征。大多数原醛症患者为肾上腺皮质腺瘤,并可经手术切除而得到治愈。如不能早期诊断和及时治疗,则长期高血压可造成严重的心、脑、肾血管损害。

一、病因与发病机制

原醛症的发病机制是由于醛固酮自主分泌过多导致。其临床常见类型及发病部位见图 5-1。

原醛症 {
肾上腺醛固酮瘤:以单侧肾上腺腺瘤最多见
肾上腺皮质球状带增生:又称特发性醛固酮增多症,在儿童中最为多见
ACTH依赖性醛固酮增多症:较罕见
原发性肾上腺皮质增生:可为双侧或单侧增生
分泌醛固酮的肾上腺皮质癌:较少见
异位醛固酮分泌腺瘤和癌:少见,可发生于肾脏、肾上腺残余组织或卵巢
家族性醛固酮增多症 {
FH-Ⅰ型:患者的醛固酮水平能被地塞米松抑制
FH-Ⅱ型:患者的醛固酮水平不能被地塞米松抑制
}
}

图 5-1　原醛症的临床常见类型及发病部位

二、临床表现

(一)高血压

高血压是最早且最常见的临床表现,随着病程持续进展或略呈波动性上升,血压约 22.7/13.3 kPa(170/100 mmHg),严重者可达 28/17.3 kPa

（210/130 mmHg）。高血压可能是因钠重吸收增加,细胞外液容量扩张所致,故对降压药疗效差。但由于肾小管对钠的重吸收作用存在"逸脱"现象,因此,本症较少出现水肿及恶性高血压。

(二)低血钾所致神经肌肉症状

低血钾所致神经肌肉症状有以下几种。①肌无力及周期性瘫痪:此症状较为常见,一般来说,血钾越低,肌病越严重。诱因有劳累、寒冷、进食高糖食物、排钾利尿剂、紧张、腹泻、大汗等。肌瘫痪通常先为双下肢受累,严重者可波及四肢,甚至发生呼吸肌瘫痪,危及生命。发作较轻的可自行缓解,较重者需经口服或静脉补钾治疗方可缓解。②肢端麻木、手足搐搦及肌肉痉挛:伴以束臂加压征及面神经叩击征阳性,发作时各种反射亢进,与碱中毒时游离钙降低及低镁血症有关。

(三)肾脏表现

长期大量失钾,肾小管功能紊乱,肾浓缩功能损伤,可引起多尿、夜尿增多,继而出现烦渴、多饮、尿比重偏低。过多的醛固酮使尿钙及尿酸排泄增多,易并发肾结石及泌尿系统感染。长期继发性高血压则可致肾动脉硬化引起蛋白尿和肾功能不全。

(四)心脏表现

原醛症的心脏表现有以下几种。①心肌肥厚:较原发性高血压更容易引起左心室肥厚,使左心室舒张期充盈受限,心肌灌注也减退,运动后较一般高血压患者更易诱发心肌缺血。②心律失常:由低血钾引起,以期前收缩、阵发性室上性心动过速较常见,严重者可发生心室颤动。心电图呈典型的低血钾图形,如QT间期延长,T波增宽或倒置,U波明显,TU波融合成双峰。③心肌纤维化和心力衰竭:醛固酮在充血性心力衰竭的病理生理过程中起重要作用,不仅引起电解质紊乱和高血压,许多体内、体外试验结果提示,醛固酮还促进心肌纤维化,最终引起心脏扩大和顽固性心力衰竭。

(五)其他表现

缺钾可引起胰岛素释放减少,患者可出现糖耐量降低;儿童患者可因长期缺钾等代谢紊乱而出现生长发育障碍;本病虽不出现水肿,但病程长者可因肾功能不全或伴有心力衰竭而出现水肿。

三、实验室检查和影像学检查

(一)实验室检查

1.醛固酮增多症患者的实验室检查项目及说明

见表 5-3。

表 5-3　醛固酮增多症患者的实验室检查项目及说明

检查项目		说明
血生化检查	钾	多数患者血钾↓,一般在 2～3 mmol/L,严重者更低 腺瘤组低血钾常呈持续性,增生组常呈波动性,少数患者血钾正常。确定有无低血钾症,需停用一切影响血钾的药物 3～4 周,并反复多次测定血钾及尿钾以确定
	钠	一般在正常高值或略高于正常,其平均值约为 142.7 mmol/L
	pH 和动脉血气分析	血 pH 和 CO_2 结合力常为正常高值或略高于正常,呈轻度代谢性碱中毒
	氯	浓度正常或偏低
	钙	有手足搐搦者游离钙常偏低,但总钙多正常
	镁	常轻度↓
	糖耐量	约半数可呈糖耐量↓
尿液检查	尿常规	尿 pH 呈中性或碱性;尿量增多,少数患者呈低渗尿,尿比重偏低且较固定,一般在 1.010～1.015;可有间歇性或持续性蛋白尿
	钾	普通饮食时,血钾<3.5 mmol/L,但尿钾仍在 25 mmol 以上,为本症的特征之一
	钠	排出量较摄入量减少或接近平衡
血、尿醛固酮*		测定值均↑,这是本病的特征性表现,也是诊断的关键指标。影响测定值的因素:血钾过低时增高不明显,需补钾后重复测定;限钠或利尿均可影响醛固酮醛固酮的测定
醛固酮前体		去氧皮质酮、皮质酮、18-羟皮质酮的血浓度↑,腺瘤患者尤为明显
尿 17-OHCS,17-KS		24 小时尿测定值一般为正常;肾上腺癌肿者可↑
肾功能试验		浓缩功能差,内生肌酐廓清试验及酚红试验均偏低

注:17-OHCS:17-羟皮质类固醇;17-KS:17-酮类固醇;↑:升高;↓:降低;*:血浆醛固酮标本采集需规范。

2.血浆醛固酮的规范采集方法

血浆醛固酮分泌呈昼夜节律,清晨最高,入睡时最低;直立体位可显著增高血醛固酮的测定值;故采集醛固酮测定标本采集方法须规范,即在普食(含钠

160 mmol/d、钾 60 mmol/d)7 天后,晨 8 时,空腹卧位取血,然后立位 2 小时后再取血,立即分离血浆。

(二)特殊试验检查

1.普食下钠、钾平衡试验

普食(含钠 160 mmol/d、钾 60 mmol/d)7 天后,可见患者钾代谢呈负平衡,钠代谢呈正平衡或近于平衡。需记录血压,测血钾、血钠、CO_2 结合力、尿钾、尿钠,还需测血、尿 pH 等,以与试验期(如低钠、高钠、螺内酯试验等)进行比较。

2.低钠试验

低钠试验用以鉴别肾源性高血压伴低血钾。1 周内,每天摄入钠 10～20 mmol,钾 60 mmol。本病患者在低钠饮食时,肾远曲小管中 Na^+ 浓度减少,虽有大量醛固酮作用,但钠钾交换随之减少,钾排出也减少,因而尿钠、钾降低,血钾上升。肾脏病患者因不能有效地储钠,可出现失钠、脱水,则限钠后,尿钠排泄仍不减少,尿钾排泄减少也不明显,血钾过低也不易纠正。

3.高钠试验

高钠试验用于病情轻、血钾降低不明显的疑似患者。1 周内,每天摄入钠 240 mmol,钾 60 mmol。本病患者由于大量钠进入远曲小管进行钠钾交换,使尿钾增多,血钾降低更明显。需要注意的是严重低血钾的患者,不宜进行此试验。

4.螺内酯试验

螺内酯为醛固酮受体阻滞剂,可对抗醛固酮的潴钠排钾作用,使醛固酮增多患者尿钾排出减少,血钾上升,同时高血压症状有不同程度改善。患者服药 1～2 周(可达 4～5 周),血钾可上升甚至接近正常、血压可下降、血 CO_2 结合力下降、尿钾减少、尿 pH 变为酸性、肌无力及麻木症状改善。螺内酯对肾病所致低血钾高血压则不起作用。

5.氨苯蝶啶试验

氨苯蝶啶有利钠保钾作用。每天 200 mg,分 2～3 次口服,连服 1 周以上。如为本症患者,则血钾上升、血压下降。对肾动脉狭窄及急进型高血压无效。

6.肾素-血管紧张素系统试验

本症中,血容量扩张而使肾素-血管紧张素系统受到抑制,血中肾素活性及血管紧张素 II 降低,在注射利尿剂和直立体位后也不能显著升高。如为继酮症,则肾素-血管紧张素活性高于正常。

7.地塞米松抑制试验

地塞米松抑制试验用于诊断糖皮质激素可抑制性醛固酮增多症。因糖皮质激素可抑制性醛固酮增多症患者醛固酮的过量分泌可被小剂量糖皮质激素持久抑制,所以口服地塞米松每天 2 mg,4 周后,血浆醛固酮水平可降至正常,低血浆肾素活性、高血压及低血钾等症状可被改善并恢复至正常或接近正常。而肾上腺皮质醛固酮分泌腺瘤和肾上腺皮质球状带增生患者,其血浆醛固酮水平仅一过性被地塞米松所抑制,抑制时间一般不超过两周。

(三)影像学检查

肾上腺 B 超检查可检出直径>1.3 cm 的肿瘤,但对较小肿瘤和增生者难以明确。肾上腺计算机断层扫描或磁共振成像检查已广泛使用,其中,肾上腺计算机断层扫描检查在对肾上腺病变的定位诊断中为首选手段,磁共振成像诊断醛固酮瘤并不优于计算机断层扫描。目前高分辨计算机断层扫描能检测出直径为 7~8 mm 的肾上腺肿块,但对一些更小的肿瘤易漏诊。

放射性碘化胆固醇肾上腺扫描是根据碘-131 标记的胆固醇在肾上腺转化为皮质激素的原理,用扫描法可显示腺瘤及增生组织中碘-131 浓集部位,如在地塞米松抑制期进行核素扫描,则不仅能显示皮质形态,还能反映皮质功能状态。有报道,如结合计算机断层扫描可对 92% 的肾上腺病变准确分辨。

双侧肾上腺静脉插管分别采血测定醛固酮:当上述检查均不能确定本病病因时,可进行此项检查。若一侧肾上腺静脉血醛固酮水平较对侧高 10 倍以上,则高的一侧为腺瘤。因本检查为有创性,且有引起肾上腺出血的危险,技术难度较大,故不列为常规检查。

四、诊断与鉴别诊断

(一)本病的诊断要点

(1)高血压患者伴肌无力、瘫痪、多尿、多饮、低钾血症时,应考虑本病。

(2)有典型的血尿生化改变,螺内酯试验能纠正代谢紊乱和降低血压,诊断即可初步成立。

(3)高醛固酮且不被高钠负荷所产生的高血容量所抑制、血浆肾素活性低且不受立位及低钠所刺激、正常血皮质醇水平应高度怀疑本症,并做进一步的动态试验和定位检查。

(二)诊断时本病与下列疾病鉴别

1.原发性高血压

患者可因服用失钾利尿剂或伴慢性腹泻而失钾,可据病史鉴别。但本病通常无血、尿醛固酮升高,普通降压药治疗有效,结合前述一些特殊检查可以鉴别。

2.继醛症

继醛症包括因肾血管、肾实质性病变引起的肾性高血压,急进型恶性高血压致肾脏缺血而引起伴有高血压的继醛症。一般血压比原醛症更高,发展更快,常伴明显视网膜损害,肾动脉狭窄时腹部可闻及血管杂音,恶性高血压常伴有心、脑、肾并发症,血浆醛固酮及肾素水平均升高。此外,肾血流图、肾血管多普勒超声检查、卡托普利肾图、静脉肾盂造影、肾动脉造影常可帮助确诊。

3.肾脏疾病

低钾性肾病多有明显的肾功能改变和血 pH 的改变,且为继发性醛固酮增多;利德尔综合征醛固酮分泌正常或稍低,口服醛固酮阻滞剂螺内酯不能纠正低钾血症,但氨苯蝶啶可使尿排钠增加,排钾减少,血压恢复正常。这两种药物的治疗效果为其鉴别点。肾素分泌瘤血浆醛固酮水平和肾素活性水平均高于正常,同时行肾脏影像学检查也可确诊。

4.皮质醇增多症

皮质醇增多症有典型的向心性肥胖和其他高皮质醇血症的特征,且血、尿皮质醇水平增高,可与原醛症进行鉴别。

5.异位促肾上腺皮质激素综合征

异位促肾上腺皮质激素综合征常见于支气管燕麦细胞癌、类癌、小细胞肺癌、胸腺类癌等恶性肿瘤患者。一般有原发病的症状和体征,可以此鉴别。

6.先天性肾上腺皮质增生

此为盐皮质激素增多所致的高血压、低血钾症状。因同时存在性激素合成障碍而表现为性腺发育异常,如原发性闭经、假两性畸形等,因此可从病史、体征、染色体及实验室检查等予以鉴别。

7.肾上腺去氧皮质酮分泌瘤

肾上腺去氧皮质酮分泌瘤为盐皮质激素性高血压,伴低血钾症状,通常肿瘤瘤体较大并多为恶性,可分泌雄激素或雌激素,在女性出现多毛,男性可出现女性化表现,但皮质醇分泌正常,有的患者有水肿。因去氧皮质酮水平明显升高,所以血浆肾素活性及醛固酮水平可受抑制。计算机断层扫描可提示肾上腺肿瘤。

8.雌激素及口服避孕药所致高血压

雌激素及口服避孕药所致高血压可依据病史、服药史，以及停药后高血压、低血钾可恢复正常以鉴别。

五、治疗

原醛症的治疗有手术治疗和药物治疗两种方式，腺瘤、癌肿、原发性肾上腺皮质增生选择手术治疗，增生者宜采用药物治疗。

（一）手术治疗

手术前应进行适当准备，纠正电解质及酸碱平衡紊乱。对血压特别高、血钠高者宜低盐饮食，每天钠摄入量限制在 80 mmol 左右；补充氯化钾每天 4～6 g，分次口服；螺内酯 80～100 mg，每天 3～4 次，待血钾恢复，血压下降后改为 40～60 mg，每天 3～4 次。另外应根据患者情况及手术方式酌情考虑是否短期使用糖皮质激素。

（二）药物治疗

凡确诊特发性酮固醇增多症、糖皮质激素可抑制性醛固酮增多症、手术治疗疗效不佳的原醛症患者宜采用药物治疗，不愿手术或不能耐受手术的醛固酮腺瘤患者也可用药物治疗，使症状得到控制。

1.醛固酮阻滞剂

常用螺内酯每天 200～400 mg，分 3～4 次口服，待血钾、血压恢复至正常后，减至维持量每天 50～120 mg。双侧肾上腺增生的患者常需加用其他降压药以控制高血压。目前临床上已开始试用醛固酮受体阻滞剂有坎利酮的钾盐制剂和新型的特发性醛固酮受体阻滞剂，以减少抗雄激素和抗孕激素的不良反应。

2.阿米洛利和氨苯蝶啶

阿米洛利具有排钠潴钾作用，服药后多能使血钾恢复正常，但对特发性酮固醇增多症患者的血压却难以控制。氨苯蝶啶可减少远曲小管钠的重吸收，减少钠钾交换，改善低血钾，但对血压控制无帮助。

3.其他药物

其他药物包括醛固酮合成阻断剂（如 3β-羟类固醇脱氢酶抑制剂）、钙通道阻滞剂（硝苯地平、氨氯地平）、钾制剂、地塞米松、血管紧张素转换酶抑制剂等。

第三节　嗜铬细胞瘤

嗜铬细胞瘤是指来源于肾上腺髓质嗜铬组织的肿瘤,能产生过量儿茶酚胺(肾上腺素、去甲肾上腺素和/或多巴胺)。起源于肾上腺外交感神经(腹部、盆腔、胸部)和副交感神经(头颈部)的嗜铬细胞肿瘤,也可产生过量儿茶酚胺,被定义为副神经节瘤。因嗜铬细胞瘤、副神经节瘤均可导致过量的儿茶酚胺分泌,引起相似的临床综合征,故统称儿茶酚胺增多症。

嗜铬细胞瘤、副神经节瘤占高血压患者的 0.1％～0.6％,男女发病率无明显差别,多见于 40～50 岁,其中副神经节瘤占 15％～24％。肿瘤多为单发,直径多在 2.5 cm 以上,15％～24％可多发,特别是遗传性者。部分嗜铬细胞瘤(约10％)、副神经节瘤(30％～40％)为恶性肿瘤,可转移至淋巴结、肝、肺、骨等器官。恶性肿瘤的定义是指在非嗜铬组织出现肿瘤转移。

一、病因与病理生理

嗜铬细胞瘤、副神经节瘤的病因尚不明确,可能与遗传有关,约 30％有家族遗传背景。已明确的致病基因包括 von Hippel-Lindau 病、多发内分泌肿瘤-1型、多发内分泌肿瘤-2 型、家族性嗜铬细胞瘤/副神经节瘤综合征、神经纤维瘤病-1 型等。嗜铬细胞瘤或副神经节瘤是上述疾病的临床表现之一。

嗜铬细胞瘤/副神经节瘤的临床症状及体征主要与儿茶酚胺过量分泌有关。肾上腺嗜铬细胞瘤可产生去甲肾上腺素和肾上腺素,以去甲肾上腺素为主,少数仅生成肾上腺素;副神经节瘤,除来源于主动脉旁嗜铬体的肿瘤外,因将去甲肾上腺素转化为肾上腺素的 N-甲基转移酶活性不足,仅能合成去甲肾上腺素。极少数肿瘤可分泌多巴胺。此外部分嗜铬细胞瘤还可产生一些肽类激素,例如舒血管肠肽、血清素、神经肽 Y 等,引起相应的临床表现。

二、临床表现

临床表现主要与循环中儿茶酚胺水平增高及肿瘤的占位效应有关。

(一)高血压综合征

绝大多数患者有高血压,可表现为发作性或持续性高血压,也可为持续性高血压阵发性加重或高血压与低血压(甚至休克)交替出现。阵发性发作可因情绪波动、体力劳动、药物（如甲氧氯普胺）、运动、排便、进餐、体位改变、挤压瘤体等诱发。发作时头痛、心悸、多汗、面色苍白或潮红、焦虑等；重则发生脑水肿、脑出血、急性心力衰竭、肺水肿、心肌梗死、严重心律失常、休克以至猝死。发作持续几分钟至几小时，可每天发作数十次，或仅每年发作几次。典型的发作性高血压伴头痛、心悸、多汗，称为嗜铬细胞瘤"三联征"。持续性高血压或高血压危象可导致心、脑、肾、眼等靶器官严重受损。

（二）高基础代谢率及代谢紊乱

特别是肾上腺素分泌增多的患者，可出现基础代谢率升高的表现，如消瘦、乏力、多食、多尿、低热等。40％的患者有血糖水平的升高，少数患者以糖尿病为主要表现，偶有低血糖综合征。少数患者表现为低血钾。

（三）腹部肿块

少数存在易于扪及的巨大腹部肿块，触摸肿瘤常可致高血压发作。副神经节瘤好发于膀胱、卵巢、后腹膜、纵隔等部位。

（四）家族性嗜铬细胞瘤/副神经节瘤

家族性嗜铬细胞瘤/副神经节瘤以相关综合征的临床症状和体征为主要表现。

（五）其他

儿茶酚胺使肠蠕动减弱、张力降低，引起便秘、腹胀等临床表现，胆石症发病率增高。嗜铬组织分泌红细胞生成素样物质，可引起红细胞计数增多。

三、诊断

诊断包括筛查、定性诊断、定位诊断等，对于有遗传倾向者尚需基因筛查。

（一）筛查指征

有以下临床表现者应进行嗜铬细胞瘤的相关筛查：伴有头痛、心悸、大汗等"三联征"的高血压；顽固性高血压；血压易变不稳定者；麻醉、手术、血管造影检查、妊娠中血压升高或波动剧烈者；不能解释的低血压者；有家族遗传背景者；肾上腺意外瘤；特发性扩张型心肌病。

（二）定性诊断

1.儿茶酚胺及其代谢产物测定

儿茶酚胺释放入血呈"间歇性"，血、尿儿茶酚胺于高血压发作时明显增高，可行发作时血、尿中相关激素水平的测定。香草基扁桃酸为儿茶酚胺的代谢终产物,发作后 4 小时尿香草基扁桃酸定性及发作后 24 小时尿香草基扁桃酸定量测定有诊断价值。血尿儿茶酚胺及香草基扁桃酸测定是目前国内多数实验室的主要检查手段。儿茶酚胺可在肿瘤细胞内代谢产生中间产物甲氧基肾上腺素类物质,可小量持续释放入血。血浆游离甲氧基肾上腺素类物质和尿分馏的甲氧肾上腺素诊断儿茶酚胺增多症的敏感性优于传统儿茶酚胺的测定,被多个临床指南推荐,但该项目国内开展较少。儿茶酚胺及其代谢产物的检测结果受多种生理、病理因素及药物的影响,存在假阳性和假阴性,需要多次检查,进行综合判断。

2.药理试验

持续性高血压或阵发性高血压,血压维持在 22.7/14.7 kPa(170/110 mmHg)以上可进行酚妥拉明阻断试验。酚妥拉明为 α 肾上腺素能受体阻滞剂,可阻断儿茶酚胺的 α 受体效应,因此可用于鉴别高血压是否因过多的儿茶酚胺分泌所致,试验过程中需严密观察,做好急救准备。

(三)定位诊断

定位诊断包括解剖影像学和功能影像学。

1.解剖影像学

解剖影像学可选择计算机断层扫描/磁共振成像扫描腹部及盆腔,以检出肾上腺和/或肾上腺外多发病变,必要时扫描胸部和头颈。其中增强计算机断层扫描为优选检查,肿瘤密度不均和显著强化为其特点;磁共振成像对于评价血管有无侵犯及探测多发、转移病灶及头颈部的副神经节瘤更有优势,可选择使用。超声检查敏感性低,但因其简便、无创、价格低廉,可作为初筛检查,一般不用于定位诊断。

2.功能影像学

(1)间碘苄胍显像:间碘苄胍为去甲肾上腺素类似物,能被嗜铬细胞摄取。放射性间碘苄胍显像可同时进行解剖和功能的定位,有较高的特异性和敏感性。主要用于疑诊而计算机断层扫描/磁共振成像扫描阴性者、怀疑多发或转移病变者,也可用于鉴别诊断。

(2)生长抑素受体显像:嗜铬细胞瘤/副神经节瘤可表达生长抑素受体,奥曲肽为生长抑素类似物,与生长抑素受体有亲和性,因而用于诊断该病,但奥曲肽显像敏感性不及间碘苄胍。

(3)其他:正电子发射断层显像也有报道用于嗜铬细胞瘤/副神经节瘤的诊

断,特别对发现多发或转移病灶有帮助。

(四)遗传筛查

对于以下患者尚需基因筛查:有存在遗传疾病的线索,包括嗜铬细胞瘤/副神经节瘤家族史者;双侧、多发或肾上腺外病变;年轻患者(<20 岁);患者及其亲属具有脑、眼、甲状腺、甲状旁腺、肾、颈部、胰腺、附睾、皮肤等其他系统病变等。

(五)鉴别诊断

1.原发性高血压病早期

血压在一定范围内波动,增高时可有头痛、头晕,但少有面色改变及心动过速,不伴血、尿激素水平及其代谢产物改变。

2.恶性高血压

发病年龄较轻,血压水平甚高,迅速致心、脑、肾、眼等靶器官损伤,病程常短于半年。上述激素水平变化不明显。

3.其他

糖尿病、甲状腺功能亢进症等可伴高血压、高代谢表现,但血压增高往往不是突出表现,各自伴有相应症状及体征,一般不难鉴别。

四、治疗

嗜铬细胞瘤、副神经节瘤需要多学科联合治疗:内科进行药物准备后,外科行手术治疗。

(一)内科药物治疗

内科药物治疗的目的是阻断过量儿茶酚胺的作用,维持正常血压、心率、心律,改善心脏和其他脏器的功能;纠正有效血容量不足;防止手术、麻醉诱发儿茶酚胺大量释放所致血压剧烈波动。在高血压危象发生时需要进行抢救治疗。

1.高血压危象的紧急处理

出现危象时,推荐酚妥拉明 2～5 mg 静脉推注,每 5 分钟重复至血压下降到 21.3/13.3 kPa(160/100 mmHg)并稳定后,持续小剂量静脉滴注;或使用硝普钠 10 μg/min 静脉滴注,逐渐加量至 50～200 μg/min,至血压下降并维持稳定。

2.控制高血压

推荐使用 α 受体阻滞剂,最常用的是长效非选择性 α 受体阻滞剂:酚苄明,初始剂量 5～10 mg,2 次/天,根据血压调整剂量,每 2～3 天递增 10～20 mg。

不良反应：直立性低血压、心绞痛样发作、心动过速、鼻塞。酚苄明半衰期36小时，需3～5天发挥疗效。也可选用α_1受体阻滞剂如哌唑嗪、特拉唑嗪等，可避免全部α受体被阻断所致的低血压及心动过速。服药期间饮食中增加盐的摄入，以增加血容量、减少直立性低血压的发生。单用α受体阻滞剂血压控制不满意、患者不能耐受严重不良反应者或发作间隙血压正常者可使用钙通道阻滞剂联合或替代α受体阻滞剂治疗。

3.控制心律失常

对于儿茶酚胺或α受体阻滞剂介导的心动过速（＞120次/分）或室上性心律失常等需加用β受体阻滞剂。推荐选择性β受体阻滞剂，必须在α受体阻滞剂见效后（血压下降）使用，使心率控制在＜90次/分。单用β受体阻滞剂可阻断β受体介导的舒血管效应，诱发高血压危象及相关并发症。

（二）外科手术治疗

手术切除是嗜铬细胞瘤、副神经节瘤最有效的治疗方法。手术方式可根据病情、肿瘤大小、部位、与周围血管的关系，并结合术者的经验合理选择开放性手术或腹腔镜手术。直径在6 cm以上的嗜铬细胞瘤建议开腹手术，副神经节瘤通常建议开腹。术前必须进行10～14天或更长时间α受体阻滞剂的充分准备。术中备酚妥拉明或硝普钠防血压骤升；出现低血压、周围循环不良等低血容量的表现时，扩容治疗，必要时使用去甲肾上腺素滴注。良性肿瘤可治愈。推荐术后10～14天复查血尿生化指标，判断肿瘤是否残留、有无转移等。

恶性肿瘤争取手术切除，已有转移者可化学治疗或放射治疗，但效果较差。碘-131标记的间碘苄胍对半数恶性嗜铬细胞瘤有效。酚苄明、哌唑嗪等可选择使用，以缓解高血压发作，也可用于术后症状不缓解者。

糖尿病及其并发症

第一节 糖 尿 病

糖尿病的基本病理生理为绝对或相对胰岛素分泌不足及胰岛素敏感性下降和胰高血糖素活性增高所引起的代谢紊乱,包括糖、蛋白质、脂肪、水及电解质等,严重时常导致酸碱平衡失常;其特征为高血糖、糖尿、葡萄糖耐量降低及胰岛素释放试验异常。临床上早期无症状,至症状期才有多食、多饮、多尿、烦渴、善饥、消瘦或肥胖、疲乏无力等症群,久病者常伴发心脑血管、肾、眼及神经等病变。2型糖尿病常伴动脉粥样硬化、非酒精性脂肪肝和肥胖。严重患者或应激时可发生酮症酸中毒、高渗性昏迷、乳酸性酸中毒而威胁生命,常易并发化脓性感染、泌尿系统感染、肺结核等。自从胰岛素及抗菌药物问世后酮症及感染已少见,病死率明显下降。如能及早防治,严格和持久控制高血糖、高血压、高血脂可明显减少慢性并发症,有些患者病情是可以逆转的,患者体力可接近正常。

一、糖尿病流行病学

2015年世界糖尿病患者为4.15亿,预测2040年则可达6.42亿。我国首次糖尿病调查于1978—1979年在上海,10万人口中发现患病率为10.12‰(标化患病率9.29‰),1980—1981年在全国14个省30万人口中患病率为6.09‰(标化患病率6.74‰)。本病多见于中老年,患病率随年龄而增长,自45岁后明显上升,至60岁达高峰。我国糖尿病绝大多数属2型,1型糖尿病患病率为(0.61～0.83)/万。近年研究显示青少年人群2型糖尿病患病率快速增加,几乎与1型糖尿病各占一半。

二、病因和分类

大部分糖尿病患者可归为两大发病机制范畴。一类(1型糖尿病)为胰岛素分泌的绝对缺乏。大多数 1 型糖尿病患者经血清或 DNA 检查可发现免疫反应指标或基因标志。另一类(2 型糖尿病)的原因为胰岛素抵抗兼有胰岛素代偿性分泌反应不足。在 2 型患者中,在被确诊前可以长期毫无症状。这两个类型的糖尿病在发病机制、自然病史、治疗原则和反应,以及预防均有明显不同。此外,尚有少数的糖尿病患者有其特有的病因和发病机制,可归于其他特殊类型。

(一)1 型糖尿病

β 细胞毁坏,常导致胰岛素绝对不足。

(1)自身免疫性急发型和缓发型,谷氨酸脱羧酶和/或胰岛细胞抗体阳性。

(2)特发性无自身免疫证据。

(二)2 型糖尿病

2 型糖尿病主要是胰岛素抵抗和/或胰岛素分泌障碍。研究发现阿尔兹海默症与胰岛素的作用下降密切相关且常伴有糖尿病,因此提出 3 型糖尿病的概念,学者认为与其说 3 型糖尿病,还不如说阿尔茨海默症是糖尿病的并发症或伴发症。

(三)特殊类型糖尿病

1.β 细胞功能基因缺陷

β 细胞功能基因缺陷如成年发病型糖尿病 1、2、3 型,线粒体 DNA。

2.胰岛素作用遗传性缺陷

胰岛素作用遗传性缺陷如胰岛素基因突变、胰岛素受体缺陷 A 型胰岛素抵抗、妖精综合征、脂肪萎缩性糖尿病等。

3.胰腺外分泌病

胰腺外分泌病如胰腺炎症、外伤、手术或肿瘤。

4.内分泌疾病

内分泌疾病如肢端肥大症、库欣综合征、胰高血糖素瘤、嗜铬细胞瘤和甲亢等。

5.药物或化学品所致糖尿病

药物或化学品所致糖尿病如杀鼠药、烟草酸、糖皮质激素、甲状腺激素、噻嗪类药物、β 肾上腺能类似物、苯妥英钠、α 干扰素和二氮嗪等,大多数均能引起糖耐量减退。

6.感染所致糖尿病

感染所致糖尿病如风疹、巨细胞病毒感染等。

7.少见的免疫介导糖尿病

少见的免疫介导糖尿病如 Stiffman 综合征,抗胰岛素受体抗体等。

8.伴糖尿病的其他遗传综合征

糖尿病的其他遗传综合征如 Down、Klinefelter、Turner、Wolfram、Lawrence Moon Beidel 等综合征和 Huntington 舞蹈病等。

(四)妊娠期糖尿病

妊娠期糖尿病指在妊娠期发现的糖尿病,但不排除于妊娠前原有糖耐量异常而未被确认者,已知是糖尿病的患者妊娠时不属此型。多数患者于分娩后可恢复正常,30%以下患者于 5~10 年随访中转变为糖尿病。

三、糖尿病几个主要类型的特点

(一)1 型糖尿病

1 型糖尿病特征:①起病较急;②典型患者见于小儿及青少年,但任何年龄均可发病;③血浆胰岛素及 C 肽水平低,服糖刺激后分泌仍呈低平曲线;④依赖胰岛素治疗,一旦骤停胰岛素则易发生酮症酸中毒,甚而威胁生命;⑤遗传为重要因素,表现为第 6 对染色体上人类白细胞抗原中某些抗原的阳性率增减;⑥胰岛 β 细胞自身抗体常呈阳性反应,包括胰岛细胞自身抗体,胰岛素自身抗体,谷氨酸脱羧酶自身抗体和酪氨酸磷酸酶自身抗体(IA2 和 IA2β),其中以谷氨酸脱羧酶抗体最具特征。85%~90%的 1 型患者空腹血糖开始升高时,可检测到 1 种或多种上述自身抗体。有些患者病情发展较慢,胰岛素分泌极少,体形消瘦,必须注射外源胰岛素才能防治酮症酸中毒,每到成年期方通过血清谷氨酸脱羧酶抗体测定,才被发现是 1 型糖尿病。这类患者称为成人晚发自身免疫性糖尿病。成人晚发自身免疫性糖尿病患病率大约为 6%,与 2 型糖尿病相比,成人晚发自身免疫性糖尿病患者年龄和体重均较低,且随年龄增长或体重增加患病率下降。成人晚发自身免疫性糖尿病患者 C 肽水平及并有高脂血症、高血压、肥胖的比例均较 2 型糖尿病低。

1.特发性 1 型糖尿病

特发性 1 型糖尿病原因未明,为 1 型中的少数,虽有永久胰岛素分泌缺乏和酮症酸中毒,但无自身免疫证据,也无人类白细胞抗原特点。

2.暴发性 1 型糖尿病

暴发性 1 型糖尿病的诊断指标包括以下几点。

(1)出现高血糖症状 1 周内发生酮症或酮症酸中毒。

（2）血清空腹 C 肽＜0.1 nmol/L,而餐后 2 小时（胰高血糖素释放试验）C 肽＜0.17 nmol/L。

（3）初诊时血糖＞16 mmol/L 而糖化血红蛋白＜8.5％。

暴发性 1 型糖尿病属于特发性 1 型糖尿病的一种亚型。该病来势凶猛,进展迅速,预后极差。如果在临床上见到患者血糖极高、进展迅速、病情危重的患者,伴有胰酶升高,要考虑暴发性 1 型糖尿病。

(二)2 型糖尿病

2 型糖尿病特征：①起病较慢;②典型患者见于中老年人,偶见于幼儿;③血浆胰岛素水平仅相对性不足,且在糖刺激后呈延迟释放,有时肥胖患者空腹血浆胰岛素基值可偏高,糖刺激后胰岛素也高于正常人,但比相同体重的非糖尿病肥胖者为低;④遗传因素也很重要,包括遗传表观,但人类白细胞抗原属阴性;⑤胰岛细胞抗体常呈阴性;⑥胰岛素效应往往较差;⑦早期时单用口服抗糖尿病药物,一般可以控制血糖。

2 型糖尿病患者主要由于胰岛素抵抗合并有相对性胰岛素分泌不足所致。有些需用胰岛素以控制高血糖症。在这类患者中可能有一些是特殊类型的糖尿病。大部分的患者伴肥胖,肥胖症本身可引起胰岛素抵抗。即使以传统体重指标鉴定并不肥胖的患者,仍可在内脏有体脂的积聚。由于高血糖症发展甚慢,早期症状很轻微而不典型或无症状,故常经过许多年始被确诊,然而,患者很容易发生大血管和微血管并发症。面对胰岛素抵抗和高血糖症,尽管 β 细胞分泌更多的胰岛素,血胰岛素水平常高于正常,仍不能使血糖正常化,说明 β 细胞分泌功能有一定缺陷,不足以代偿胰岛素抵抗。

(三)特殊类型糖尿病

特殊类型糖尿病较少见,其中有些特殊类型的机制已被阐明。

1.β 细胞基因缺陷

有些特殊类型伴有 β 细胞的单基因缺陷。如青年人中的成年发病型糖尿病,发病年龄常在 25 岁之前,伴轻度高血糖症,是常染色体显性遗传,在不同染色体上的基因位点发生异常。成年发病型糖尿病 1-11 相关基因如下：①染色体 12 上的肝细胞核因子;②染色体 7p 上的葡萄糖激酶基因;③染色体 20q 的 *HNF*-1;④染色体 13 的胰岛素启动因子;⑤染色体 17 上的肝细胞核因子 1β;⑥第 2 染色体的神经源性分化因子/β 细胞 E-核转录激活物 2;⑦*KLF* 11;⑧CEL;⑨成对盒基因 4;⑩胰岛素基因;⑪B 淋巴细胞酪氨酸酶基因线粒体 DNA

点变异引起糖尿病伴耳聋,最常见的变异发生在 tRNA 亮氨酸基因的 3243 位,导致 A 至 G 的转变。

2.胰岛素作用的基因缺陷

胰岛素作用的基因缺陷如胰岛素受体的变异,有些患者可伴有黑棘皮病,女患者可有男性化和卵巢囊肿,过去,这类患者称为 A 型胰岛素抵抗。在儿童中,胰岛素受体基因变异可引起严重胰岛素抵抗,称为妖精综合征和 Rabson-Mendenhall 综合征。

3.药物或化学品所致糖尿病

药物或化学品如鼠药和五胱能永久性破坏 β 细胞,烟草酸和糖皮质激素可损害胰岛素的功能,α 干扰素可导致糖尿病并常伴有胰小岛抗体等。

4.外分泌胰腺病

外分泌胰腺病如胰腺炎、外伤、感染、胰腺手术、肿瘤等。

5.内分泌疾病

一些激素(生长激素、皮质醇、胰高血糖素、肾上腺素)可以对抗胰岛素作用。

6.新生儿糖尿病

出生后 6 个月内发病的糖尿病称新生儿糖尿病,这是一种少见的特殊类型糖尿病,临床上分为短暂性新生儿糖尿病和永久性新生儿糖尿病。其中 30%～58% 的新生儿糖尿病由 Kir6.2 基因突变引起。其他有关的基因如杂合子激活的 KCNJ11 变异和 ABCC8 变异等。短暂性新生儿糖尿病可以缓解并终止治疗,但患者成年后可能复发。永久性新生儿糖尿病需要终身治疗。磺脲类等口服降糖药物进行治疗效果较好。

(四)妊娠期糖尿病

妊娠期糖尿病指在妊娠期发现糖尿病患者,在妊娠前已有糖尿病的患者不属于妊娠糖尿病而属于糖尿病伴妊娠。

四、发病机制

胰岛素绝对不足大多见于 1 型患者,相对不足大多见于 2 型患者。绝对不足的证据包括:①空腹血浆胰岛素浓度很低,一般 <4 μU/mL(正常值为 5～20 μU/mL),甚至测不出;②用葡萄糖或胰高血糖素刺激后血浆胰岛素及 C 肽仍低,呈扁平曲线;③对磺酰脲类治疗无效;④病理切片上示胰岛炎,早期有淋巴细胞等浸润;后期 β 细胞呈透明变性、纤维化,β 细胞数仅及原来 10%。1 型糖尿病患者每天胰岛素分泌量甚少,空腹基值及糖刺激后峰值均明显低于正常,提示绝对分泌不足(图 6-1)。

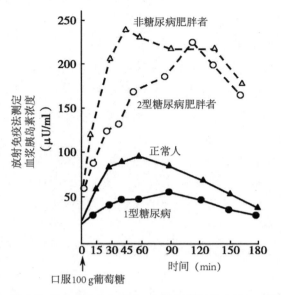

图 6-1　胰岛素释放试验中正常人、非糖尿病肥胖者及 2 型糖尿
病肥胖者与 1 型糖尿病患者血浆胰岛素浓度对比

（1）正常人空腹血浆胰岛素浓度为 5～20 μU/mL，口服 100 g 葡萄糖后 30～60 分钟达最高峰，8～10 倍于基值，3 小时渐恢复至原来水平。

（2）肥胖者（非糖尿病患者）空腹血浆胰岛素浓度比正常人为高，口服 100 g 葡萄糖后明显增高，约 45 分钟达最高峰，胰岛素浓度为 250 μU/mL 以上，3 小时后未恢复正常。

（3）1 型糖尿病患者空腹血浆胰岛素浓度稍低于正常，口服 100 g 葡萄糖后 90～120 分钟才出现高峰，但低于正常。

（4）2 型糖尿病肥胖者空腹血浆胰岛素高于正常或正常，口服 100 g 葡萄糖后 2 小时才达高峰，较正常者明显增高，但较相应体重肥胖而非糖尿病患者为低。

（5）上述数据说明糖尿病患者分泌胰岛素较正常相应体重者为低，且高峰延迟出现，提示胰岛素分泌相对不足，1 型糖尿病（幼年型、消瘦者）分泌更少。

肥胖的 2 型糖尿病患者血浆胰岛素浓度基值或刺激后高峰均比正常对照为高，仅比相应体重而非糖尿病患者低且高峰延迟出现。葡萄糖刺激后正常人胰岛素高峰见于口服糖后 30～60 分钟，2 型患者的高峰延迟 30～45 分钟出现（见图 6-1）。

各种类型糖尿病的病因及机制相差甚大,以下分别简述 1 型和 2 型糖尿病的机制。

(一)1 型糖尿病

1.遗传因素

遗传因素不论在 1 型或 2 型均较肯定。1 型中单卵双胞胎发生一致率为 $30\%\sim50\%$,其 β 细胞自身免疫反应一致性为 2/3。人类白细胞抗原-DQ 及 DR 抗原与 1 型的关联最为重要,人类白细胞抗原-DQ_8、人类白细胞抗原-DQ_2、人类白细胞抗原-DR_3、人类白细胞抗原-DR_4 可能与 1 型糖尿病易感性相关,DQ_6、DR_2 可能和其保护性有关。$DQ\beta_{57}$ 非天门冬氨酸和 $DQ\alpha_{52}$ 精氨酸可明显增强1 型糖尿病的易感性。

2.自身免疫

与 1 型患者关系密切。胰小岛的自身免疫反应主要可能通过分子模拟过程所致。病毒或病毒以外的物质的化学和构型与 β 细胞酷似,则该抗原产生的抗体也将向 β 细胞发动免疫攻击。巨噬细胞即联合 Ⅱ 类 MHC 紧密地与之结合,在白细胞介素(interleukin,IL)-1 和 IL-2 的配合下,经辅助 T 细胞识别后,即对该抗原发动强烈而持久的免疫反应,产生针对该抗原的特异抗体和免疫活性细胞。针对外来抗原的抗体与 β 细胞结合后,吸引巨噬细胞、补体和自然杀伤细胞,巨噬细胞将自身抗原有关信息传递给辅助 T 细胞,后者进一步扩大针对自身抗原的免疫反应。

1 型糖尿病患者细胞和体液免疫的证据:①患者可伴有多种其他免疫性疾病,如 Graves 病、桥本甲状腺炎、恶性贫血、原发性慢性肾上腺皮质功能减退症等。②可伴有脏器特异性抗体,包括甲状腺、胃壁细胞及抗肾上腺抗体等。③起病较急而于 6 个月内死亡者有胰小岛炎,其中有 T 细胞、自然杀伤细胞和 K 细胞浸润。辅助性 T 细胞 1 和辅助性 T 细胞 17 增加,辅助性 T 细胞 2 及调节性 T 细胞下调,导致辅助性 T 细胞 1/辅助性 T 细胞 2 和辅助性 T 细胞 17/调节性 T 细胞比值增加。④白细胞移动抑制试验阳性。⑤胰岛细胞抗体免疫荧光测定阳性,在 1 型患者发病 1~2 年可高达 85%,后渐下降,后又发现胰岛细胞表面抗体、补体结合胰岛细胞抗体、细胞毒性胰岛细胞抗体、64K 和 38K 免疫沉淀抗体等。其中胰岛细胞表面抗体、补体结合胰岛细胞抗体和免疫沉淀抗体选择性地作用于 β 细胞。⑥谷氨酸脱羧酶,在近期发病的 1 型患者中阳性率为 69%,在发病 3~42 年的患者中仍有 59% 阳性率。⑦抑制性 T 细胞数及功能降低,K 细胞数及活性增高。

(二)2型糖尿病

2型患者的发病机制与1型不同,并非因自身免疫β细胞破坏所致,主要在基因缺陷的基础上存在胰岛素抵抗和胰岛素分泌障碍两个环节。胰岛素抵抗出现可能较β细胞功能损伤更早些。不良的生活方式是2型糖尿病的主要原因(约占60%),遗传和环境改变因素各占20%。

1.不良生活习惯

近30年来,工作和生活的节律加快,高能量食品摄入较多,活动相对较少,因此产生能量正平衡,能量过剩导致游离脂肪酸增加。另外,生活习惯的改变及抗生素应用过多,可导致肠道菌群失调,因此产生过多的内毒素。游离脂肪酸和内毒素与巨噬细胞的 Toll 样受体结合,促进巨噬细胞极化,后者产生大量致炎物质,比如 IL-6、C 反应蛋白等,导致慢性低度炎症,或称代谢性炎症。

2.环境因素

空气和水的污染,也是2型糖尿病的诱发因素。当雾霾天气 PM 2.5 超标,可极化定居在肺组织的巨噬细胞。

3.遗传和表观遗传

(1)异质性、多基因遗传有关:家系发病调查发现2型糖尿病患者的38%的兄妹和1/3后代有糖尿病或糖耐量异常,单卵双生的发病一致率可能为70%~85%。2型糖尿病是一种异质性、多基因遗传病。已经发现30多个和2型糖尿病发病相关的 SNP 位点。这些 SNP 有关基因包括 *TCF7L2*、*FT0*、*KCNJ11*、*HHEX*、*CDKN2B*、*CDKAL1*、*IGF2BP2*、*PPARGP12A*、*SLC30A8*、*TCF2*、*JAZF1*、*CDC123PPARGC1A* 和 *NRF1* 等,上述基因 SNP 的表型多与胰岛的损伤有关。表观遗传修饰如 microRNA、DNA 甲基化及组蛋白修饰在糖尿病的发生发展中起到了重要的作用。

(2)胰岛素抵抗的遗传基础。①胰岛素受体前水平:胰岛素基因突变而形成结构异常和生物活性降低的胰岛素。②胰岛素受体水平:现已有30种以上胰岛素受体基因点状突变或片段缺失与严重的胰岛素抵抗有关。临床上也已发现多个综合征与胰岛素受体基因突变有关,如妖精综合征、脂肪萎缩性糖尿病等。③受体后水平:胰岛素与其受体的 α 亚基结合,β 亚基酪氨酸激酶活化过程需依赖葡萄糖运载体4及许多关键酶的活性。肥胖症和2型糖尿病患者的脂肪细胞内葡萄糖运载体4基因表达降低,致使脂肪分解增加,游离脂肪酸浓度增高,通过脂肪酸-葡萄糖循环,相互影响糖和脂肪的代谢,导致胰岛素作用减弱和胰岛素抵抗,因而糖尿病也有糖脂病之称。④胰岛 α、β 细胞对胰岛素抵抗。

4.脂毒性

在β细胞中脂肪酸氧化被抑制,长链脂酰辅酶 A 集聚,长链脂酰辅酶 A 可以通过开放β细胞钾通道减少胰岛素分泌,还可增加解偶联蛋白 2 表达减少胰岛素分泌。

5.糖毒性

高糖增加活性氧生产,后者影响胰腺十二指肠同源盒 1 表达,导致胰岛素基因转录减少。此外,活性氧增加 NF-κB 活性,诱导慢性低度炎症及β细胞凋亡。

6.胰岛β细胞去分化

高血糖时体内叉头转录因子 FoxO1 活性丧失,β细胞发生去分化改变,成为具有多向分化潜能的内分泌祖细胞样细胞,部分细胞甚至可以分泌胰高血糖素。提示研发促进已去分化的β细胞再次分化回归至功能性β细胞可能是防治糖尿病的新思路。

7.胰沉淀素过度沉积

胰沉淀素过度沉积,β细胞功能进行性下降,内源性促胰岛素分泌功能失调。

8.增龄

随着年龄的增加,活性氧的增加为老年人易患糖尿病的原因之一。

五、病理生理

1 型糖尿病是由于遗传易感基因的基础和某些环境因素的作用下,诱发针对β细胞的免疫性炎症,胰岛β细胞破坏达 90%。胰岛素绝对缺乏,导致糖蛋白质、脂肪代谢紊乱。

2 型糖尿病是一种慢性病,病程漫长,反映着胰岛β细胞储备功能逐渐低下与胰岛素分泌障碍的演变过程。

(一)葡萄糖利用减少和肝糖输出增多

葡萄糖利用减少和肝糖输出增多是高血糖的主要原因。

(1)糖进入细胞减少氧化磷酸化减弱,引起葡萄糖利用减少。

(2)糖原合成减少,血糖增高。

(3)糖酵解减少。

(4)磷酸戊糖通路减弱。

(5)三羧酸循环减弱,糖利用降低。

(二)脂肪代谢紊乱

糖尿病严重者未经适当控制时常有下列几种脂代谢紊乱。

(1)由于磷酸戊糖通路明显减弱,还原型辅酶Ⅱ减少,脂肪合成常减少,患者多消瘦;但早期2型轻症患者则由于多食而肥胖。

(2)由于肝糖原合成及贮藏减少,在垂体及肾上腺等激素调节下,脂肪入肝沉积,肝细胞变性,肝大为脂肪肝。

(3)在重症患者中,脂肪大量动员分解为α甘油磷酸及游离脂肪酸,乙酰辅酶A未能充分氧化而转化为大量酮体。

(三)蛋白质代谢紊乱

糖尿病患者蛋白质代谢常紊乱,肌肉及肝中蛋白质合成减少而分解增多,呈氮质负平衡。胰岛素不足时糖异生增加。由于蛋白质呈负平衡,患者消瘦、乏力、抵抗力差、易感染、创口不易愈合,患儿生长发育受阻。

(四)电解质代谢、水代谢、酸碱平衡和维生素代谢紊乱

电解质代谢、水代谢、酸碱平衡和维生素代谢紊乱常引起各主要脏器功能失常,尤其在酮症酸中毒时更严重,详见后文。

(五)维生素代谢紊乱

导致维生素代谢紊乱尤其是B族维生素的缺乏。

(六)慢性低度炎症及代谢性炎症综合征。

由于现代生活习惯和环境的变化而产生代谢紊乱及代谢产物,包括游离脂肪酸和内毒素等极化巨噬细胞等细胞并诱发的慢性低度炎症,也称代谢性炎症,后者损伤组织和器官。巨噬细胞促炎与抗炎通常处于相对平衡状态。一旦体内游离脂肪酸与内毒素增加,通过巨噬细胞表面的TLR4使其极化(促炎/抗炎比例增加),同时引起辅助性T细胞1/辅助性T细胞2、辅助性T细胞17/调节性T细胞比值增高。极化的巨噬细胞和辅助性T细胞诱导机体产生慢性低度炎症并参与动脉粥样硬化、脂肪肝、肥胖、2型糖尿病的病理生理过程。另外干扰素、干扰素调节因子3/5/9及miRNA155/223等也可极化巨噬细胞,而二甲双胍、胰高血糖素样肽1等可通过调节信号转导及转录激活因子系统抑制巨噬细胞的极化。有氧运动及平衡饮食可能是异病同防适宜技术。有学者建议如果慢性低度炎症损伤组织器官,并形成动脉粥样硬化、脂肪肝、肥胖、2型糖尿病中2个或2个以上代谢性疾病,可考虑诊断代谢性炎症综合征。糖尿患者群中近90%符合

代谢性炎症综合征的诊断,70%左右糖尿病者有动脉粥样硬化,提示动脉粥样硬化是糖尿病者致死的主要原因。代谢性炎症综合征的概念有利于糖尿病的防治。

六、病理解剖

(一)胰岛病理

在1型与2型中病理变化不同。1型中大多呈胰岛炎,胰岛数量和β细胞数大减,提示绝对性胰岛素缺乏。2型中尤其是肥胖者早期胰小岛大于正常,β细胞多于正常;呈特殊染色,切片示β细胞颗粒减少。当糖尿病发生5年以上者,则胰小岛数、大小及β细胞数均见减少,直至死亡后解剖见几种典型变化。近年研究证实2型糖尿病者胰岛有明显的巨噬细胞浸润,提示慢性低度炎症在2型糖尿病病理过程起重要的作用。

(二)血管病变

目前威胁糖尿病患者生命最严重的病理为心血管病变,70%以上患者死于心血管性病变的各种并发症;血管病变非常广泛,不论大中小血管、动脉、毛细血管和静脉,均可累及,常并发许多脏器病变,特别是心血管、肾、眼底、神经、肌肉、皮肤等的微血管病变。

1.动脉动脉粥样硬化

动脉动脉粥样硬化见于70%左右患者,发病不受年龄限制,主要累及主动脉、冠状动脉、脑动脉等,常引起心、脑、肾严重并发症而致死。周围动脉尤其是下肢足背动脉等硬化可引起坏疽。极化的巨噬细胞参与动脉粥样硬化的全过程,包括斑块的破裂。

2.微血管

微血管包括毛细血管、微动脉、微静脉,从光镜及电镜下发现糖尿病中微血管病变的特征为毛细血管基膜增厚。基膜增厚时,交链度发生改变,加以负电荷降低,通透性增高,小分子蛋白漏出形成微量清蛋白尿,以致蛋白尿和晚期肾病变。并可发生眼底视网膜病变和动脉硬化症。

(三)肾脏

有糖尿病性肾小球硬化者占25%～44%,可分结节型、弥漫型及渗出型3种。尤以1型糖尿病中为多见,此外,肾盂肾炎及肾小动脉硬化也常见,坏死性肾乳突炎罕见。足细胞是附着在肾小球基底膜外的高度分化的上皮细胞。

2型糖尿病患者糖尿病肾病早期足细胞数目和密度已开始减少,并随病变加重而加重,足细胞病变不仅导致大量蛋白尿发生,而且与K-W结节形成、肾小球硬化和肾功能损伤密切相关。在糖尿病肾病者的肾小球及肾小管都有巨噬细胞的浸润。死于糖尿病昏迷者可发生急性肾衰竭伴肾小管坏死。

(四)肝脏

肝脏常肿大,有脂肪浸润、水肿变性及糖原减少,脂肪肝也常见。非酒精性脂肪肝常伴有明显的巨噬细胞浸润。

(五)心脏

除心壁内外冠状动脉及其壁内分支呈广泛动脉粥样硬化伴心肌梗死等病变外,心肌病变也已肯定。心肌细胞内肌丝明显减少,电镜下可见大量肌原纤维蛋白丧失,严重时心肌纤维出现灶性坏死。

(六)神经系统

全身神经均可累及。以周围神经病变最为常见,呈鞘膜水肿、变性、断裂而脱落;轴突变性、纤维化、运动终板肿胀等。自主神经呈染色质溶解,胞质空泡变性及核坏死,胆碱酯酶活力减少或缺乏,组织切片示自主神经呈念珠状或梭状断裂,空泡变性等。

七、临床表现

糖尿病是一种慢性进行性疾病,除1型起病较急外,2型一般起病徐缓,难于估计时日。2型糖尿病各期临床表现如下。

(一)无症状期

约90%是中年以上2型糖尿病患者,食欲良好、体态肥胖、精神体力正常,往往因体检或检查其他疾病或妊娠检查时偶然发现食后有少量糖尿。空腹血糖正常或稍高,但饭后2小时血糖高峰超过正常,糖耐量试验往往显示糖尿病。不少患者可先发现常见的兼有病或并发症如高血压、动脉硬化、肥胖症及心血管病、高脂血症或高脂蛋白血症,或屡发化脓性皮肤感染及泌尿系统感染等。1型患者有时因生长迟缓、体力虚弱、消瘦或有酮症等明显症状而易被发现。

在2型糖尿病无症状期或仅处于糖耐量异常状态时,患者常常已有高胰岛素血症,而在1型糖尿病出现症状前往往已有胰岛细胞抗体和谷氨酸脱羧酶阳性。

无症状期糖尿病经饮食和/或运动等治疗,可使病情较易得到控制,防止和减少慢性并发症,甚至逆转。

(二)症状期

此期患者常有轻重不等的症状,且常伴有某些并发症、伴随症或兼有病。有时本病症状非常轻微,但兼有病或并发症的症状可非常严重,且有时先于糖尿病症状出现或以主要症状的形式出现而将糖尿病本身症状掩蔽。患者幼年有时可以酮症酸中毒为首发症状。如空腹及餐后血糖均明显升高者,一般有下列典型症状。

1.多尿、烦渴、多饮

由于糖尿,尿渗透压升高而导致肾小管回吸收水减少,尿量常增多。患者尿意频频,多者一日夜可 20 余次,夜间多次起床,影响睡眠。不仅每次尿多与尿频,一天尿总量常在 3 L 以上,偶可达 10 L。由于多尿失水,患者烦渴,喝水量及次数均增多,可与血糖浓度及尿量和失糖量成正比;当胰岛素缺乏及酮症酸中毒时,钠、K^+ 回吸收更困难,多尿加重;常使血浆浓缩,影响渗透压,可酿成高渗性昏迷等严重后果。

2.善饥多食

由于失糖,糖分未能充分利用,伴以高血糖刺激胰岛素分泌,食欲常亢进,易有饥饿感,主食有时达 0.5～1 kg,菜肴比正常人多 1 倍以上,尚不能满足。但有时患者食欲忽然降低,则应注意有否感染、发热、酸中毒、或已诱发酮症等并发症。多尿、多饮及多食临床上常称"三多症"。

3.疲乏、体重减轻、虚弱

由于代谢失常,能量利用减少,负氮平衡,失水和电解质,酮症时更严重,患者感疲乏、虚弱无力。尤其是幼年(1 型)及重症(2 型)患者消瘦明显,体重下降可达数十斤,劳动力常减弱。久病患儿生长发育受抑制,身材矮小、脸色萎黄、毛发少光泽、体力多虚弱。但中年以上 2 型轻症患者常因多食而肥胖。

4.皮肤瘙痒

皮肤瘙痒多见于女性阴部,由于尿糖刺激局部所致。有时并发白念珠菌等真菌性阴道炎,瘙痒更严重,常伴以白带等分泌。失水后皮肤干燥也可发生全身瘙痒,但较少见。

5.其他症状

其他症状有四肢酸痛、麻木、腰痛、性欲减退、阳痿不育、月经失调、便秘、视力障碍等。有时有顽固性腹泻,每天大便 2～3 次至 5～6 次,呈稀糊状,一般属非炎症性而为功能性腹泻,可能与自主神经功能紊乱有关。有时有直立性低血压、大汗淋漓、大小便失禁等也属严重神经系表现,许多症状由于并发症与兼有病所致。

早期轻症,大多无体征。久病者常可发现因失水、营养障碍,继发感染、心血管、神经、肾、眼部、肌肉、关节等并发症而出现各种体征。可肝大,尤多见于 1 型患者,适当治疗后可恢复。

1 型糖尿病虽各个年龄组均可发病,但多发生于儿童及青少年时期,"三多一少"症状往往比 2 型糖尿病明显。发病初期往往有较明显的体重下降,且起病迅速,常有酮症倾向,以致出现酮症酸中毒,临床表现为食欲减退、恶心、呕吐、头痛、烦躁、呼吸深快及尿量减少等症状,甚至出现昏迷。具有特征性的临床表现是呼气中有烂苹果味。据上述临床特点,尚可鉴别 1 型和 2 型糖尿病,若有困难时则需检测胰岛素和相关抗体。

八、实验室检查

(一)尿

1.尿糖测定

尿糖阳性是诊断糖尿病的重要线索,但是尿糖阴性不能排除糖尿病,尤其是在 2 型患者。决定糖尿及尿糖量的因素:①血糖浓度;②肾小球滤过率;③肾小管回吸收葡萄糖率(可能与钠-葡萄糖协同转运蛋白 2 有关)。正常人肾糖阈为 8.9～10 mmol/L(160～180 mg/dL),如菊糖清除率为 125 mL/min,肾小管能回吸收肾小球滤液中葡萄糖 250～300 mg/min,故血糖正常时尿中无糖。但不少晚期患者由于肾小动脉硬化、肾小球硬化症等病变,肾血流量减少,肾小球滤过率降低而肾小管回吸收糖的功能相对尚好时,则血糖浓度虽高而无糖尿,临床上称为肾糖阈增高。反之如肾小管再吸收糖的功能至 120 mg/min 以下,则血糖浓度虽在 5.6 mmol/L(100 mg/dL)左右仍可有糖尿,临床上称为肾糖阈降低,见于肾性糖尿,为本病重要鉴别诊断之一。

2.蛋白尿

一般无并发症患者阴性或偶有清蛋白尿,低于 30 mg/d 或 20 μg/min,清蛋白尿排泄率在 30～300 mg/d 时称微量清蛋白尿,表明患者已有早期糖尿病肾病;清蛋白尿排泄率＞300 mg/d 时,称临床或大量清蛋白尿,常规尿检可出现蛋白尿,可达 0.5 g(相当于 4＋),每天丢失蛋白质可在 3 g 以上(正常人＜30 mg/d),常引起严重低蛋白血症和肾病综合征。高血压、肾小动脉硬化症、心力衰竭者也常有少量蛋白尿,酮症酸中毒、高渗昏迷伴循环衰竭者或休克失水严重影响肾循环时也可出现蛋白尿。

3.酮尿

酮尿见于重症或饮食失调伴酮症酸中毒时,也可因感染、高热等进食很少(饥饿性酮症)。

4.管型尿

管型尿往往与大量蛋白尿同时发现,多见于弥漫型肾小球硬化症,大都属透明管型及颗粒管型。

5.镜下血尿及其他

镜下血尿偶见于伴高血压、肾小球硬化症、肾小动脉硬化症、肾盂肾炎、肾乳头炎伴坏死或心力衰竭等患者中。有大量白细胞者常提示有泌尿系统感染或肾盂肾炎,往往比非糖尿病患者为多见。有肾乳头坏死者有时可排出肾乳头坏死组织,为诊断该病的有力佐证。

(二)血

无并发症者血常规大多正常,但有下列生化改变。

1.血糖

本病 2 型中轻症患者空腹血糖可正常,餐后常＞11.1 mmol/L,重症及 1 型患者则显著增高,常在 11.1～22.0 mmol/L,有时可达 33.0 mmol/L。

2.血脂

未经妥善控制者或未治患者常伴以高脂血症和高脂蛋白血症。典型的表现主要是甘油三酯及低密度脂蛋白升高、高密度脂蛋白降低。尤以 2 型肥胖患者为多,但有时消瘦的患者也可发生。甘油三酯可自正常浓度上升 4～6 倍,游离脂肪酸自正常浓度上升 2 倍余,总胆固醇、磷脂、低密度脂蛋白均明显增高。高密度脂蛋白尤其是亚型 2 降低,血清载脂蛋白-a1、血清载脂蛋白-a2 也降低。

3.抗体检查

胰岛细胞抗体、胰岛素抗体、谷氨酸脱羧酶自身抗体,其中以谷氨酸脱羧酶自身抗体的价值最大。

4.糖化血红蛋白测定

糖化血红蛋白测定对空腹血糖正常而血糖波动较大者可反映近 2～3 个月血糖情况,对糖代谢控制状况和与糖尿病慢性并发症的相关性优于血糖测定结果。糖化血红蛋白正常值为 3.2％～6.4％,糖尿病患者常高于正常。

5.果糖胺和糖化血清清蛋白测定

果糖胺和糖化血清清蛋白测定可反映 2～3 周血糖情况,与糖化血红蛋白相平行,糖尿病患者不论 1 型、2 型均增高,尤以 1 型为高。注意测定结果受清蛋白浓度的影响。

九、诊断

美国糖尿病协会发表了新的糖尿病诊断标准与分型的文件。专家委员会将空腹血糖≥6.1 mmol/L(110 mg/dL)但<7.0 mmol/L(126 mg/dL)称为空腹血糖受损,将口服葡萄糖耐量试验中 2 小时静脉血浆葡萄糖≥7.8 mmol/L(140 mg/dL)但<11.1 mmol/L(200 mg/dL)称为糖耐量异常。

世界卫生组织广泛征求了世界各地糖尿病分型及诊断意见后,公布了世界卫生组织糖尿病诊断及分型文件,文件中诊断标准与美国糖尿病协会诊断标准相同,也就是目前使用的糖尿病诊断标准。

糖尿病诊断尚需查明有无各种并发症和伴随症,并估计其病情轻重、类型、发展阶段和主要脏器功能状态等,对本病的治疗和预后非常重要。

十、鉴别诊断

(一)非葡萄糖尿

如乳糖尿见于哺乳或孕妇及幼婴。果糖及戊糖尿偶见于进食大量水果后,为非常罕见的先天性疾病。发现尿糖阳性后,应联系临床情况分析判断,不宜立即肯定为糖尿病。鉴别方法有生化及发酵试验等。

(二)非糖尿病性葡萄糖尿

1.饥饿性糖尿

当饥饿相当时日后,忽进食大量糖类食物,胰岛素分泌一时不能适应,可产生糖尿及葡萄糖耐量异常,鉴别时注意分析病情,注意饮食史、进食总量,空腹血糖常正常甚可偏低,必要时可给糖类每天 250 g 以上,3 天后重复糖耐量试验。

2.食后糖尿

糖尿发生于摄食大量糖类食物后或因吸收太快,血糖浓度升高暂时超过肾糖阈而发生糖尿,但空腹血糖及糖耐量试验正常。

3.肾性糖尿

由于肾小管再吸收糖的能力降低,肾糖阈低下,血糖虽正常而有糖尿,见于少数妊娠妇女有暂时性肾糖阈降低时,必须进行产后随访,以资鉴别。肾炎、肾病等也可因肾小管再吸收功能损伤而发生肾性糖尿,应与糖尿病性肾小球硬化症鉴别。真正的肾性糖尿如范克尼综合征为肾小管酶系缺乏,颇为罕见。空腹血糖及糖耐量试验完全正常,还可进行肾糖阈测定,肾小管最大葡萄糖吸收率测定等以资鉴别。

4.应激性糖尿

应激性糖尿见于脑出血、大量消化道出血、脑瘤、颅骨骨折、窒息、麻醉时,有时血糖呈暂时性过高伴糖尿,可于病情随访中加以鉴别。

(三)其他

注意其他特殊类型的糖尿病。

十一、饮食治疗

饮食治疗是糖尿病的基本治疗方法,各种类型的糖尿病患者都应该坚持科学合理的饮食(建议以平衡饮食替代饮食控制),至少让患者知道油炸食物、腌制品、红肉等不宜食用,而应该多食蔬菜粗粮等多纤维食品。使之配合运动和药物的作用,良好控制血糖、血脂。

(一)饮食治疗的原则

(1)调控每天摄入的总热量。

(2)均衡饮食,合理安排各种营养成分。

(3)规律、定量饮食,少食多餐。与运动、药物治疗密切配合。

(4)戒烟、限酒。

(5)饮食治疗个体化,满足生长发育及妊娠、哺乳妇女的特殊需要。

(6)严格遵守,长期坚持。

(二)每天总热量的估计

以成人为例:控制每天热量摄入,以维持成人理想体重。保证儿童正常的生长发育,对妊娠和哺乳的妇女要保证充足的营养,对合并其他慢性消耗性疾病的患者应有利于其康复。

(1)对每天总热量的限制以维持标准体重为原则,可按下列公式粗略计算:[身高(cm)-100]×0.9。

(2)营养状况的评价:实际体重在标准体重±10%范围为正常体重,超过标准体重 20% 为肥胖,标准体重的 10%~20% 为超重,标准体重的 -10%~-20% 为体重不足,<20% 为消瘦。也可以用体质指数=[体重(kg)/身高²(m²)]评价。按中国标准,正常范围是 18.5~22.6,<18.5 为体重过低,>23 为超重,>25 为肥胖。

（3）劳动强度的评价如下。①轻体力劳动：身体主要处于坐位或站立为主的工作，如办公室工作、读书、装配、酒店服务员、实验室工作、教师讲课、洗衣、做饭、驾驶汽车、缓慢行走等；②中等体力劳动：搬运轻东西、持续长距离行走、环卫工作、庭院耕作、油漆工、管道工、电焊工、采油工等；③重体力劳动：重工业、重农业、室外建筑、搬运、铸造、收割、挖掘、钻井、采矿、伐木、木工等。

（4）计算总热量：见表 6-1。

表 6-1　不同劳动强度每千克体重每天所需热量（kJ/kcal）

劳动强度	超重、肥胖	正常体重	体重不足、消瘦
休息状态	63/15	83/20	105/20
轻体力劳动	105/25	126/30	146/35
中体力劳动	126/30	146/35	168/40
重体力劳动	146/35	168/40	188/45

注：儿童、妊娠和哺乳妇女按 168 kJ（40 kcal）计算。

（三）各种营养物质的分配和摄入量

1.碳水化合物

碳水化合物占总膳食热量的 50%～55%，多食米、面和杂粮，女性以 200～250 g/d 大米为宜，男性以 300～350 g/d 大米为宜。

2.蛋白质

蛋白质占 15%～20%。推荐每天摄入 0.8～1.2 g/kg 标准体重，处于生长发育阶段的儿童或糖尿病合并感染、妊娠、哺乳、营养不良，以及慢性消耗性疾病者这一比例应当适当增加，可每天 1.2～1.5 g/kg 计算；儿童每天 2 g/kg。糖尿病肾病患者减至 0.6～0.8 g/kg。其中动物蛋白占到 1/3 以上。

3.脂类

脂类<30%。每天 0.6～1.0 g/kg。单不饱和脂肪酸占 10%～15%，多不饱和脂肪酸<10%，避免反式不饱和脂肪酸，胆固醇<300 mg/d；若血清低密度脂蛋白≥100 mmol/L，则饱和脂肪酸<7%，胆固醇<200 mg/d。

4.维生素、无机盐与微量元素

维生素和矿物质充足，尤其是 B 族维生素和钙。食盐<3 g/d。如无心脏和肾、肝病变，进水不限量。

5.膳食纤维

膳食纤维每天 20～35 g。

6.戒烟、限酒

红酒每天<150 mL,白酒每天≤30 mL。酒精可增加低血糖的危险性,应与食物同时摄入。

(四)膳食设计

每克碳水化合物、蛋白质均产热 16.7 kJ(4 kcal),每克脂肪产热 37.7 kJ(9 kcal)。按照每天所需总热量和各营养素的比例,将热量换算为食物重量。膳食设计时先计算碳水化合物,然后计算蛋白质量,再计算脂肪需要量,最后用炒菜油补足脂肪的需要量。三餐能量一般按 1/5、2/5、2/5 或 1/7、2/7、2/7、2/7 或 1/3、1/3、1/3 分配。可根据个人饮食习惯、病情和配合药物治疗的需要适当调整。

血糖指数和血糖负荷的概念及其在饮食治疗中的应用:血糖指数是指食入含 50 g 碳水化合物的食物后在一定时间(一般为 2 小时)体内血糖反应水平,与食入相当量的葡萄糖后血糖反应水平的百分比值,反映食物与葡萄糖相比升高血糖的速度和能力。通常将葡萄糖的血糖指数值定为 100。一般血糖指数<55 为低血糖指数食物,56~69 为中血糖指数食物,>70 为高血糖指数食物。食物摄入后血糖水平还与食物中碳水化合物的含量有关。将摄入碳水化合物的质量和含量结合起来,就产生了一个新的概念,即血糖负荷。血糖负荷值的大小为食物血糖指数值与其碳水化合物含量乘积的百分比。血糖负荷值<10 为低血糖负荷食物,11~19 为中血糖负荷食物,血糖负荷>20 为高血糖负荷食物。

十二、运动疗法

(一)作用和意义

糖尿病运动疗法的作用和意义:①可增强组织对胰岛素的敏感性;②调节糖代谢,降低血脂;③有利于血糖的控制,加速脂肪分解,降低体脂和控制肥胖;④改善心肺功能,降低血压;⑤改善凝血功能,降低心血管危险;⑥促进心理健康、改善睡眠,提高机体的适应性。

(二)适应证和禁忌证

1.适应证

运动疗法主要适用于轻、中度 2 型糖尿病患者尤其是肥胖者,1 型糖尿病患者接受胰岛素治疗病情稳定者也可。

2.禁忌证

糖尿病合并各种急性感染、伴有心功能不全或心律失常、患有严重糖尿病慢性并发症、新近发生的血管栓塞、空腹血糖＞16.7 mmol/L、直立性低血压、糖尿病急性并发症等情况下不宜进行运动疗法。

(三)实施

(1)运动项目:有氧代谢运动特点是强度低、有节奏、不中断和持续时间较长,但简单易坚持,此类运动包括步行、慢跑、骑车、游泳、打太极拳、徒手体操、打羽毛球、扭秧歌、做健身操等。

(2)运动量:运动量＝运动强度×运动时间,运动强度可以用运动后心率来衡量,如实际运动后心率(靶心率)＝170年龄(岁),则这样的运动量属于中等。一般以达到靶心率后持续20~30分钟为好。运动后精力充沛、不易疲劳,心率常在运动后10分钟内恢复至安静时心率数说明运动量比较适合。也可测定心率指数(运动后心率除以运动前心率)来判断是否到达有氧代谢运动。如果心率指数介于1.3~1.5可以认为达到有氧代谢运动。每周至少运动3~5次,累计时间150分钟为好。

(3)运动时间的选择推荐餐后30分钟后运动为宜。

(4)常用的运动方法有以下几种。①步行:走平路速度在80~100 m/min比较适宜,每天走3 000 m,如果体力不能耐受或时间不允许,可以走10分钟,休息5分钟再走,或者稍放慢速度,不急于求成,循序渐进。②慢跑:可自10分钟开始,逐步延长至30~40分钟,慢跑速度100 m/min比较合适,可以跑步和走路交替进行,也可穿插必要的间歇时间。运动时间和运动强度共同决定了运动量,两者可协调配合。③骑自行车:可用功率自行车在室内锻炼,运动强度为450~700 kg/(m·min);也可在室外,但应注意安全,最好在晨间或运动场内进行,速度以8~15 km/h为宜。④有氧运动:有研究显示有氧运动降低空腹血糖和血糖波动。判断有氧运动有以下3种方法:每分钟60步以上并持续10分钟以上;运动后心率较运动前增加30%~50%;运动时心率达到170—运动者年龄。

十三、口服抗糖尿病药

目前临床使用的口服抗糖尿病药主要包括非促胰岛素分泌剂(双胍类、α葡萄糖苷酶抑制剂和噻唑烷二酮类)和促胰岛素分泌剂(磺酰脲类、格列奈类),近年研制的二肽基肽酶4抑制剂可阻断胰高血糖素样肽1的降解而备受青睐。上述药物的作用机制是针对2型糖尿病各种不同的病理生理过程,并有不同的常规剂量和剂型。临床医师应据降糖效应、安全性、不良反应、耐受性、依从性,降糖外的作用,以及患者胰岛损伤和胰岛素抵抗的程度、经济状态等,综合平衡多方面因素后选择适当的口服抗糖尿病药,常能获得比较满意的效果。最近专家强调在设计降糖时必须考虑和观察低血糖和心血管危险因素是否下降。

（一）双胍类

双胍类主要改善胰岛素敏感性,减少肝葡萄糖的生成,抑制葡萄糖在肠道的吸收,轻度改善外周组织对葡萄糖的利用等多种作用,降低空腹和餐后血糖,减轻胰岛素抵抗,改善血脂谱及适当地减轻体重,但对胰岛素分泌并无刺激作用,故不引起高胰岛素血症,被公认为胰岛素增敏剂之一。如单用本剂,对正常人或患者不致引出低血糖症。近年的研究发现双胍类通过调控信号转导及转录激活因子抑制巨噬细胞的促炎极化,抑制炎症。二甲双胍餐时服用,从小剂量开始,初始剂量为 500 mg/d,每天 1 次或 2 次,每 1～3 周增加 500 mg,2～3 次/天,最有效的剂量是 2 000 mg/d,最大剂量是 2 550 mg/d。目前已有此类药物的缓释型及与格列本脲、格列吡嗪的复合制剂。

二甲双胍适用于经单纯饮食治疗和体育锻炼不能满意控制的 2 型糖尿病,尤其是肥胖患者疗效更佳;用磺酰脲类药物,效果不理想者,可联合此药物;胰岛素治疗的 1、2 型糖尿病患者,加服双胍类药物可减少胰岛素用量。研究提示,对 2 型糖尿病的高危人群应用二甲双胍可推迟或防止其发展成 2 型糖尿病。荟萃分析及英国前瞻性糖尿病研究均显示,二甲双胍能更有效地改善大血管病变所致危险。二甲双胍是目前唯一一个既兼顾多个疗效（异病同治）,又兼顾费用及安全的降糖药物,几乎各个糖尿病指南均将二甲双胍推荐为 2 型糖尿病治疗的一线用药。

二甲双胍单药治疗不会导致低血糖的发生,但长期的剧烈运动后可发生低血糖。二甲双胍可增加乳酸酸中毒的危险,但非常罕见,其发病率 <1/100 000,故不应在肾功能不全、任何形式的酸中毒、充血性心力衰竭、肝病和严重缺氧患者中使用。最新的美国说明书放松了在肾病中的使用限制,可以在表皮生长因子受体计数 ≥ 30 mL/(min · 1.73m^2) 的患者使用。其最常见的胃肠道不良反应是腹泻、厌食、恶心、金属味等,通过调节剂量可以有效避免。危重、不能进食、接受放射显影造影剂的患者应停用,并使用胰岛素一直到再次服用二甲双胍。长期应用可使维生素 B$_{12}$ 缺乏,故建议进行定期检查维生素 B$_{12}$。临床用药证实二甲双胍不仅降血糖、体重,改善脂肪肝,而且减少心血管事件的危险性,提示二甲双胍具有防治代谢性炎症综合征的作用。同时为异病同防提供经验和方法。

(二)磺酰脲类

1.作用机制

磺酰脲类药物是通过与胰岛 β 细胞膜上的磺酰脲受体结合,关闭 β 细胞 ATP-K$^+$ 通道,导致 β 细胞去极化,促进 Ca^{2+} 内流增加,促进胰岛素释放,发挥降糖作用。其降糖作用有赖于尚存的相当数量(30%以上)有功能的胰岛 β 细胞组织。此外,目前认为磺酰脲类药物不是单纯的胰岛素促分泌剂,有一定的胰外降糖作用,包括增强靶组织对胰岛素的敏感性,改善胰岛素受体和/或受体后缺陷等作用。

2.适应证和禁忌证

(1)适应证:①饮食治疗和体育锻炼不能获得良好控制的非肥胖 2 型糖尿病患者;②肥胖 2 型糖尿病患者应用双胍类降糖药血糖控制仍不满意,或因胃肠道反应不能耐受,可加用或改用磺酰脲类降糖药;③磺酰脲类继发性失效后可与胰岛素联合;④每天胰岛素需要量在 0.3 U/kg 以下者。

(2)禁忌证:下述几种情况禁用磺酰脲类药物而应予胰岛素治疗。①1 型糖尿病患者;②糖尿病急性并发症者;③2 型糖尿病合并严重慢性并发症;④急性严重感染、手术、创伤等应激;⑤严重肝、肾功能不全

3.磺酰脲类失效

糖尿病患者初用磺酰脲类药物,应用足量(如每天格列齐特 240 mg),1 个月后未见明显的降糖效应(>14 mmol/L),称为原发性失效。其发病率为 20%～30%,可能与缺乏饮食控制、严重的胰岛 β 细胞功能损害等有关,此时应加用或改用 α-葡萄糖苷酶抑制剂或胰岛素等治疗。使用磺酰脲类药物已取得良好疗效,但在使用过程(1 个月以上,多数在 1 年以上)中突然或逐渐疗效消失,虽使用至足量(次足量)仍不能达到良好的血糖控制(空腹血糖仍然>11.1 mmol/L,餐后 2 小时血糖>14 mmol/L),称继发性失效,发病率为 20%～30%,其发病率随使用时间的延长而增多。继发性失效与胰岛素 β 细胞功能下降和外周组织的胰岛素抵抗等密切相关,应重新审查适应证及可能存在的可消除性诱因。继发性失效者宜联合应用其他类型的抗糖尿病药物或改用胰岛素治疗。

4.不良反应

低血糖反应、体重增加、高胰岛素血症,其中低血糖反应常在夜间、空腹或餐后 4～6 小时发生,通常与过量服用、饮食不配合、体力活动增加、酒精摄入或肾功能不全等有关,尤其在老年患者多见。其他少见的不良反应有胃肠道反应、皮肤反应(皮肤瘙痒、红斑、剥脱性皮炎等)、血液系统反应(白细胞计数减少、粒细

胞缺乏、贫血、血小板计数减少等)、中毒性肝炎等,一旦出现,应立即停药,并给予相应处理。

5.注意事项

应从低剂量开始,每4～7天增减剂量1次,根据自我监测血糖结果调整药量。餐前半小时服用疗效最佳,因为服后1.5小时药效最强,而餐后1小时又是血糖最高,故两个高峰重叠就可以取得更好疗效。但由于磺酰脲类药效时间较长,餐后服用药效相对温和,尤其对高龄患者,餐后服药可避免遗忘,对预防发生低血糖更有意义。磺酰脲类药都在肝内代谢,建议定期评估肝功能。应用时还要注意与其他药物的相互作用,如水杨酸制剂、磺胺类药物、保泰松等。

6.选择

第二代磺酰脲类药物不良反应较小,可提供更佳的预期疗效。其次应根据患者的一般情况如年龄、并发症、患者的依从性、肝肾功能,以及药物的临床特点等选用不同的药物。如对老年、合并糖尿病并发症尤其是肾并发症或肝肾功能较差的患者,应选用短半衰期的速效药物,防止低血糖的发生;而依从性差的患者,则可选用使用方便,作用时间较长的药物,以达到良好的血糖控制;肾功能较差的患者可选用格列喹酮,以防止药物蓄积引起的低血糖反应。再次选择时还要考虑到药物的缺血预适应,对有心、脑等缺血性疾病的2型糖尿病患者,应选用对β细胞膜 ATP-K$^+$有高亲和力和高选择性的磺酰脲类。临床研究证实格列齐特、格列吡嗪缓释片等在治疗浓度下不阻断心、脑 ATP-K$^+$通道开放所激发的舒血管效应。

7.第二代磺酰脲类

第二代磺酰脲类有格列本脲、格列吡嗪、格列齐特、格列波脲、格列喹酮及格列美脲等药。格列本脲的降糖作用在口服降糖药中最强,最大不良反应是较容易引起低血糖,甚至导致严重或顽固性低血糖及低血糖昏迷。故老年糖尿病,肝、肾功能不全和有心脑血管并发症的患者,应慎用或禁用。格列吡嗪24小时内经肾排泄达97%。一般不易发生体内蓄积,不会发生持续的低血糖。在肾功能减退者优先选用,剂量>15 mg时,应分次服用。格列齐特60%～70%从肾排泄,10%～20%自胃肠道排出,比较适用于老年糖尿病患者。大多数患者对此药耐受性好,偶有腹痛、恶心、头晕及皮疹,剂量过大者也可引起低血糖反应。Advance研究证实以格列齐特为基础的降糖治疗可使2型糖尿病患者糖化血红蛋白长期稳定在6.5%以下,且显著降低新发和恶化肾病发病率及大量蛋白尿的发病率。格列波脲主要从肾排泄。格列喹酮95%从胆道经肠随粪便排泄,仅

5%由肾排出。适用于老年糖尿病、糖尿病伴轻、中度肾功能减退及服用其他磺酰脲类药物反复发生低血糖的患者。

(三)格列奈类

1.作用机制

格列奈类药物是一种非磺酰脲类的促胰岛素分泌剂,是苯甲酸或苯丙氨酸的衍生物,与胰岛 β 细胞膜腺苷三磷酸(adenosine triphosphate,ATP)敏感钾通道上的受体结合后,关闭 β 细胞膜上的 ATP 依赖性钾通道,使细胞膜去极化,造成 Ca^{2+} 内流,细胞内 Ca^{2+} 浓度增加而引起胰岛素的释放,降低餐后血糖。但与磺酰脲类药物的结合位点完全不同,格列奈类药物结合于 ATP 依赖性钾通道 36 000 的磺酰脲类受体,不影响 β 细胞的胞吐作用。此类药物可有效增强胰岛素基础和第一相分泌,增强胰岛素脉冲分泌的振幅,对胰岛素第二相分泌无影响或影响很小。因其起效快,作用时间较短,通常应在进餐当时服用。格列奈类还能保护 β 细胞数量,不诱导 β 细胞凋亡。

2.临床应用

目前应用于临床的有瑞格列奈和那格列奈。适用于饮食控制、降低体重及运动治疗尚不能有效控制的 2 型糖尿病患者,其中新诊断的非肥胖者可作为首选,对餐后血糖增高者更适合。可单独使用,也可与双胍类、噻唑烷二酮类联合用药。瑞格列奈在新诊断的或糖化血红蛋白<8%的 2 型糖尿病时,剂量每餐 0.5 mg,糖化血红蛋白>8%时每餐 1～2 mg。瑞格列奈 92%经大小便、胆汁途径排出,不加重肾负担,无因肾功能不全引起的药物蓄积,是 2 型糖尿病并发肾功能不全患者的首选用药。那格列奈引起餐后胰岛素快速、短期分泌,起效比瑞格列奈快,持续作用时间为 2 小时,每次 60～120 mg,餐前即时服用。在妊娠期及哺乳期妇女、1 型糖尿病患者、糖尿病酮症酸中毒、严重肝功能不全及对本品产生变态反应者禁用。

3.不良反应及注意事项

瑞格列奈的不良反应有低血糖反应、体重增加和高胰岛素血症,肝、肾功能减退者慎用。那格列奈发生低血糖的可能性小,无明显禁忌证,但中重度肝疾病应慎用,需定期评估肝功能。

(四)噻唑烷二酮类

噻唑烷二酮类降糖药是过氧化物酶体增殖物活化受体 γ 激动剂,通过结合和激活过氧化物酶体增殖物活化受体 γ,从而改善胰岛素抵抗,促进葡萄糖吸收和脂肪分化,轻度降低肝葡萄糖输出;保护 β 细胞功能;减轻血管炎症反应。

目前在临床上可使用的有吡格列酮和罗格列酮。罗格列酮单次或分次剂量开始为 4 mg/d,必要时 12 周内增加至 8 mg/d,最大剂量为 8 mg/d;吡格列酮开始剂量为 15~30 mg/d,单药治疗最大剂量为 45 mg/d,联合治疗为 30 mg/d。

噻唑烷二酮类药物增加胰岛素敏感性,同时降低空腹和餐后血糖,防治糖尿病血管并发症。单一药物治疗糖尿病时,罗格列酮比二甲双胍或格列本脲在延缓药物失效方面的效果更加显著,罗格列酮能延缓进行性高血糖优于二甲双胍或格列本脲。因此,此类药物适用于 2 型糖尿病的胰岛素抵抗及糖耐量降低的治疗,此外,肥胖、高血压、血脂异常、多囊卵巢综合征等常伴有胰岛素抵抗,也可使用本类药。

该类药物可引起轻度体重增加(1~2 kg),轻中度外周性水肿,血细胞比容下降和血容量增加。研究显示该类药物应用后心力衰竭发病率增加,但心力衰竭病死率没增加,提示心力衰竭与水钠潴留有关。另外如果谷丙转氨酶大于正常上限 2.5 倍应避免使用,谷丙转氨酶大于正常上限 3 倍应停用。因此肝病或充血性心力衰竭患者禁忌使用噻唑烷二酮类。我国食品和药物监督管理局将罗格列酮的适应证修改为其他降糖药物无法达到血糖控制目标的 2 型糖尿病患者。该类药物也可通过调控信号转导及转录激活因子抑制巨噬细胞的促炎极化,具有抑制炎症作用。

(五)α-葡萄糖苷酶抑制剂

α-葡萄糖苷酶抑制剂是通过抑制小肠绒毛中分解寡糖为单糖的葡萄糖苷酶活性,延缓复杂碳水化合物和双糖的分解和消化,延迟并减少肠腔对葡萄糖的吸收,主要降低餐后血糖的作用,而不影响葡萄糖利用和胰岛素分泌。阿卡波糖主要抑制 α-淀粉酶,伏格列波糖主要抑制麦芽糖酶和蔗糖酶。长期应用可以降低空腹血糖,这是由于持续抑制餐后高血糖而减少了胰岛素的需要量和消除了高葡萄糖毒性,因此减轻了胰腺 β 细胞的负荷。该药还具有增加外周组织对胰岛素的敏感性、减轻对胰岛素抵抗的作用。本类药物常用有阿卡波糖、伏格列波糖、米格列醇等。适用于单纯饮食治疗和体育锻炼不能满意控制的 2 型糖尿病,尤其是肥胖者,可单独使用,也可与双胍类、磺酰脲类、胰岛素联合用药;糖耐量降低的干预治疗;1 型糖尿病患者的餐后高血糖,不能单独用 α-葡萄糖苷酶抑制剂,应与胰岛素联合应用。该类药要和第一口糖类食物同时服用,饮食成分中有一定碳水化合物时才能发效果。因此,比较适合于传统中国饮食结构的人群。

单用此药一般不会引起低血糖,但若与磺酰脲类或胰岛素联合应用时,可能出现低血糖。此时应使用葡萄糖来纠正,而不能给蔗糖口服,因为复合糖的降解和吸收迟缓,且该类药可抑制蔗糖吸收。主要的不良反应有肠胃胀气、腹胀、腹泻,可能与寡糖排至大肠增加有关。采用小剂量开始,逐渐加量法,可减轻胃肠道反应,如需要,可以阿卡波糖 25 mg,每天两次开始,每隔 1～2 周,每天增加 25 mg 至预定每天用量。如果同时存在胃肠道疾病,不宜应用本药,并且应避免与消化酶制剂、抗酸剂同时治疗。此类药物部分从肾排泄,故血肌酐>176.8 μmol/L 应避免使用。阿卡波糖可引起肝损伤,因此服药第 1 年每 3 个月检查血清转氨酶。

(六)二肽基肽酶 4 抑制剂

糖耐量异常和 2 型糖尿病患者餐后胰高血糖素样肽 1 下降,应用胰高血糖素样肽 1 的类似物明显改善血糖,其机制涉及增加胰岛素分泌,抑制胰高血糖素分泌,减少肝糖输出,抑制肠道葡萄糖吸收,及改善 β 细胞的功能。胰高血糖素样肽 1 从肠道 L 细胞分泌至血循环很快降解。二肽基肽酶 4 抑制剂阻断胰高血糖素样肽 1 的降解,二肽基肽酶 4 抑制剂(西格列汀、沙格列汀等)已获批准临床应用并获得好评。在二甲双胍基础上加用西格列汀的疗效与加用磺酰脲类药物格列吡嗪相当,糖化血红蛋白从基线 7.5% 下降了 0.7%,而且前者具有耐受性良好的优点,患者体重显著减轻,低血糖发病率也降低。由于西格列汀的安全性好(尤其是低血糖事件减少),使其在大多数患者中与二甲双胍早期联合应用成为可能。临床研究显示,西格列汀(每次 50 mg,每天 2 次)与二甲双胍(每次 1 000 mg,每天 2 次)联用,糖化血红蛋白水平在第 1 年和第 2 年时分别下降 1.8% 和 1.7%。最常见的不良反应是鼻塞或流涕,以及咽喉痛、上呼吸道感染和头痛。因其 79% 以原形从尿排出,故在肾功能减退的患者应减量。二肽基肽酶 4 抑制剂不适用 1 型糖尿病及糖尿病酮症酸中毒的治疗。在利格列汀治疗过程中,无须因患者肾功能或肝功能的下降而进行剂量调整。二肽基肽酶 4 抑制剂在有效控制血糖的同时,可减少 2 型糖尿病患者心血管事件和全因死亡。胰高血糖素样肽 1 同二甲双胍及噻唑烷二酮类药物一样可通过调控信号转导及转录激活因子抑制巨噬细胞的促炎极化,抑制慢性低度炎症。

(七)胆汁酸螯合剂

胆汁酸螯合剂通过在胃肠道交换胆汁酸中的 Cl^-,将其从肠肝循环中螯合出来,阻断胆汁从肠道的再吸收。一般用于降低胆固醇,胆汁酸螯合剂(每次 4 g,每天 3 次)可改善血糖控制,减少肝糖合成并抑制糖原分解,激活胰高血糖素样肽 1 受体;通过激活棕色脂肪和肌肉中 G 蛋白偶联受体甲状腺球蛋白 R5,

诱导胰高血糖素样肽 1 释放,改善胰腺功能,减少肝糖输出,提高葡萄糖耐量。不良反应主要表现为便秘、腹泻和腹胀等胃肠道不良反应。

(八)溴隐亭

2009 年美国食品和药物监督管理局批准速效溴隐亭可以作为饮食运动控制不佳的 2 型糖尿病患者的辅助治疗。与以往降糖药物作用机制完全不同,速效溴隐亭属于一种麦角类生物碱,主要是通过作用于中枢多巴胺 D_2 受体影响营养物质代谢的昼夜节律达到调控血糖的目的。速效溴隐亭(每天 2.5~5.0 mg)与安慰剂相比能够降低糖化血红蛋白 0.5%~0.7%,能够显著降低空腹及三餐后游离脂肪酸和甘油三酯浓度,减少心血管事件。除此之外对于体重无明显影响,而且有轻度降低血压作用。不良反应主要是轻度的恶心,低血糖发病率极低。

(九)钠-葡萄糖同向转运蛋白抑制剂

钠-葡萄糖同向转运蛋白是一种广泛分布的膜蛋白。钠-葡萄糖协同转运蛋白 2 抑制剂通过增加肾脏葡萄糖的清除率降低血糖,可减弱肾脏对葡萄糖的重吸收,使多余的葡萄糖从尿液排出,从而降低血糖,为糖尿病的治疗提供了新降糖药物。达格列净可改善单用二甲双胍治疗控制不良患者的血糖水平,还具有降低血压和减轻体重的作用,通过多种机制对心血管系统产生有益作用,且安全性和耐受性较好。其作用机制不依赖于胰岛素,且能降低体重,不增加低血糖风险。可增加尿道感染的机会。恩格列净也具有降低心血管风险的作用,能够显著降低心血管死亡、心肌梗死和卒中的发病率。

十四、胰岛素治疗

1921 年 Banting 和 Best 成功地发现胰岛素并应用于临床取得显著疗效,自此开创了人类胰岛素治疗的历史。随着现代科学技术的进步,胰岛素制剂及其应用技术均得到不断完善和发展,胰岛素应用越来越广泛。1 型糖尿病患者需外源性胰岛素控制血糖,并依赖胰岛素而生存。对 2 型糖尿病而言,胰岛素抵抗和胰岛素分泌不足均存在。尽管胰岛素抵抗是其发病的主要原因,但随着病程进展,胰岛素分泌不足便成为主要矛盾,最终大部分患者也需外源性胰岛素治疗控制血糖。因此,胰岛素治疗几乎是所有类型糖尿病控制血糖的重要手段。

(一)胰岛素应用指征

1.1 型糖尿病

1 型糖尿病均可应用胰岛素治疗。

2.2 型糖尿病

根据病情及 β 细胞功能测定,可分长期适应证及短期适应证两类。

(1)长期适应证包括:①胰岛 β 细胞功能衰竭。目前趋向于对 2 型糖尿病患者在合理饮食控制、体力活动并排除各种应激因素时,若联合足量的口服药应用血糖仍不能达标(空腹血糖>7.8 mmol/L 和/或血糖化血红蛋白>7%),提示有胰岛素应用的指征。同时,糖负荷后 C 肽或胰岛素释放水平也有较强的指导意义。尤其对体重正常或消瘦的糖尿病患者,使用胰岛素的态度应该更加积极。②由于肝、肾功能不全及药物的不良反应,而无法坚持口服药物治疗。③存在严重的糖尿病慢性并发症,临床糖尿病肾病等。④有症状的初诊断 2 型糖尿病糖化血红蛋白≥10%或随机血糖≥16.7 mmol/L 时。

(2)短期适应证包括:①严重急性代谢并发症,如糖尿病酮症酸中毒、非酮症高渗性昏迷和乳酸性酸中毒等。待病情稳定后,可根据其胰岛功能决定是否改用口服降糖药或联合或单独胰岛素应用。②急性或慢性应激状态。急性应激状态如严重感染,急性脑卒中,急性心血管事件,开胸、开腹、截肢或骨科大手术的围术期等。慢性应激状态如慢性活动性肺结核,慢性活动性肝炎等。③"糖毒性"状态,尤其是对于空腹血糖>15 mmol/L(也包括初发的)患者。目前认为,此类患者普遍存在有高血糖对胰岛 β 细胞的毒性损伤,为尽快解除葡萄糖毒性作用,可立即予以胰岛素治疗。同时可结合其胰岛功能,若葡萄糖负荷后胰岛素、C 肽均低(有建议以 2.5 倍左右作为参考),则提示有胰岛功能不足存在,胰岛素治疗的指征强。若胰岛功能并不太差,则建议至少须和胰岛素敏感剂合用。

3.妊娠期

糖尿病合并妊娠或妊娠糖尿病。

4.其他因素引起的糖尿病

如垂体性糖尿病、胰源性糖尿病等。

(二)胰岛素制剂分类

1.按照其来源不同

胰岛素可分为动物胰岛素(牛胰岛素、猪胰岛素、牛-猪混合胰岛素)、半合成人胰岛素、生物合成人胰岛素(即基因工程胰岛素如诺和灵、优泌林等)、胰岛素类似物(速效类似物 Lispro、Aspart、特慢类似物 Glargine、Detemir)等。

2.根据其纯度不同

胰岛素可分成结晶胰岛素、纯化胰岛素、单组分胰岛素、人胰岛素。常规的结晶胰岛素制剂含有的杂质＜10 000 mg/L,单组分胰岛素杂质含量＜50 mg/L,而超纯化制剂的杂质在 1～10 mg/L。胰岛素中的"杂质"主要指胰岛素原、小量的胰岛素二聚体、胰岛素原样产物、胰高血糖素、胰源性多肽、生长激素释放抑制素和某些血管活性多肽等。

3.根据其作用时间的不同

胰岛素可分为超短效、短效、中效和长效 4 种。速效(超短效)胰岛素类似物目前在临床上应用的主要有两种:其一是赖脯人胰岛素,是用基因工程技术将人胰岛素 B28 位与 B29 位氨基酸互换;其二是门冬胰岛素(诺和锐、Aspart),是通过基因工程技术将人胰岛素 B28 位的脯氨酸替换为门冬氨酸,主要特点是吸收快,作用集中而短,注射时间可在餐前 15 分钟或餐前即刻。可溶性长效胰岛素类似物制剂目前临床应用的主要也有两种:其一是甘精胰岛素,其通过胰岛素分子内氨基酸的置换(A21 位门冬氨酸被甘氨酸替代,且在人胰岛素 B 链末端增加 2 个精氨酸);其二是长效胰岛素类似物地特胰岛素,其去除了人胰岛素 B30 位的氨基酸,并在 B29 位的赖氨酸上增加了一个肉豆蔻酸侧链。在有 Zn^{2+} 存在的药液中,胰岛素分子仍以六聚体形式存在,而 C14-脂肪酸链的修饰会使六聚体在皮下组织的扩散和吸收减慢。在单体状态下,含有 C14-的脂肪酸链又会与清蛋白结合,进一步减慢吸收入血循环的速度。在血浆中,98%～99%的地特胰岛素与清蛋白结合,因此,向靶组织的扩散也较未结合清蛋白的胰岛素要慢。另外,把不同作用时间的胰岛素按一定比例混合又衍生出新的制剂,即预混胰岛素,如门冬胰岛素及赖脯胰岛素 25。

目前国际医药市场上胰岛素制剂的品种繁多,同种制剂在不同的厂家则有不同的名称,导致临床医师在选择用药时常产生一些不必要的混淆。国内常用的胰岛素见表 6-2。

表 6-2　国内常用的胰岛素

分类	产品名	种属来源	包装(瓶)
短效胰岛素	中性胰岛素(RI)	猪	400 U
	常规优泌林(Humulin-R)	人(人工合成)	400 U
	诺和灵-R(Actrapid-P)	人(人工合成)	400 U
	诺和灵-R(笔专用)	人(人工合成)	300 U
	Lispro	人	400 U

续表

分类	产品名	种属来源	包装(瓶)
中效胰岛素	中效优泌林(Humulin-N)	人(人工合成)	400 U
	诺和灵-N(Protaphane)	人(人工合成)	400 U
	诺和灵-N(笔专用)	人(人工合成)	300 U
长效胰岛素	中性鱼精蛋白锌胰岛素(NPH)	猪	400 U
	精蛋白锌胰岛素(PZI)	猪	400 U
	甘精胰岛素	人(人工合成)	300 U
混合胰岛素	70/30优泌林(Humulin70/30)	人(人工合成)	400 U
	诺和灵-M(Mixtard)	人(人工合成)	400 U
	诺和灵-M(笔专用)	人(人工合成)	300 U

(三)胰岛素制剂的使用方式

传统的胰岛素制剂使用方式不外乎静脉滴注、皮下注射两种。但随着科技进步,在胰岛素制剂不断发展的同时,胰岛素应用技术也得到不断完善。吸入胰岛素(肺吸入、鼻腔吸入、颊黏膜吸入等)、口服胰岛素、胰岛素泵等不断进入临床试验。埋植式人工内分泌胰岛、胰岛移植、基因治疗等也在不断研制中。

(四)胰岛素的治疗方案及选择

胰岛素治疗方法可因所应用的制剂不同、每天注射的次数不同而产生显著的差异,最终的效果也有明显的区别。

1.1型糖尿病的胰岛素治疗

1型糖尿病患者需要胰岛素以控制血糖及维持生存。目前常采用以下几种胰岛素治疗方案。

(1)分剂混合方案:即R+N—R+N,早餐、晚餐前皮下注射短效加中效胰岛素。通常以普通胰岛素(regular insulin,RI)与中性鱼精蛋白锌胰岛素(neutral protamine zinc insulin,NPH)或慢胰岛素锌悬液混合后注射。近年来,常直接使用预混的人胰岛素制剂,其中RI占30%～50%,NPH占50%～70%。在国内也常使用动物RI与长效制剂(精蛋白锌胰岛素)混合后注射,其中RI与精蛋白锌胰岛素比例为(2～3):1。分剂方案比强化胰岛素治疗时所采用的方案简便易行,在部分患者可获得较好控制。但尚有如下缺点:①血糖较难达到严格控制目标;②晚餐前中效胰岛素作用常不能维持至次日凌晨,以致黎明现象突出,增加中效剂量则常于夜间达高峰作用时引起低血糖;③早餐前人中效胰岛素常不能有效控制晚餐前的血糖,换用高峰作用时间出现较晚的动物 NPH,则往往不能提供中餐时所需的胰岛素高峰浓度。

(2)改进的分剂混合方案:为防止出现夜间低血糖,克服早晨空腹高血糖,本方案推迟晚餐前中效胰岛素至夜晚睡前注射,在许多患者可收到满意效果。如晚餐前血糖控制不佳,可于中餐前增加注射 1 次 RI。该两种改进方案的缺点是均需将胰岛素注射增至每天 3 次,并要求进餐时间和进餐量的相对恒定。如患者不愿注射 3 次,为克服黎明现象,可将传统分剂混合方案中的晚餐前中效换成长效制剂,如超慢胰岛素锌悬液;而对晚餐前血糖控制不佳者,可在早餐前 RI 加 NPH(或慢胰岛素锌悬液)基础上加入适量的超慢胰岛素锌悬液。这样均可使 2 次注射的效果接近于 3 次注射。

(3)多剂注射方案:也称 1 天多次胰岛素方案,即三餐前皮下注射 RI,睡前注射中效胰岛素(NPH 或慢胰岛素锌悬液)。餐前注射的 RI 可提供随进餐所需的胰岛素高峰浓度,睡前注射中效胰岛素旨在提供夜间及次晨基础状态下胰岛素血浓度,本方案在强化胰岛素治疗时较常采用。主要优点是较易使血糖达到严格控制的目标;可允许进食量的变化,即可根据即将进餐的食量事先调整一下餐前 RI 的剂量。其缺点是仍需保持进餐时间的相对恒定,每天注射多达 4 次。

(4)改进的多剂注射方案:每天餐前仍注射 RI,但以长效制剂如超慢胰岛素锌悬液(或精蛋白锌胰岛素)取代中效制剂进行注射而获基础状态下所需胰岛素浓度,长效胰岛素于睡前注射或晚餐前给予,也可分早晚 2 次餐前注射。虽然精蛋白锌胰岛素 1 次皮下注射后作用可持续 24～36 小时,但其高峰出现时机并不符合机体生理需求,且其过长的作用有可能导致清晨胰岛素需要量最少时出现低血糖症,故在北美等地已不再使用,而首选人超慢胰岛素锌悬液。优点是:①血糖较易达到严格控制的目标,而很少引起夜间或清晨低血糖;②首选人超慢胰岛素锌悬液,早晚 2 次餐前与 RI 同时注射,这样每天仅需注射 3 次,比传统的 1 天多次胰岛素方案减少 1 次,但效果更优;③对生活方式影响小,允许进餐量和进餐时间的变动,即使省去 1 餐(同时省去餐前 RI)也不会出现低血糖。其缺点是皮下始终保留较多量的胰岛素积存,吸收可能会有变动;存积胰岛素动员时有导致长时间低血糖的可能。

另一改进方案是用 Lispro 胰岛素取代 RI,其中早晚餐前与超慢胰岛素锌悬液(或 NPH)混合,中餐前单独注射 Lispro。由于 Lispro 吸收比 RI 更快,降糖高峰出现在 60～90 分钟,故较注射 RI 更符合生理需要,且可于餐前 5～10 分钟注射,更为方便,但目前价格较高。

(5)胰岛素泵治疗目前投入临床使用的主要有两种。①持续性皮下胰岛素输注:该泵可模拟体内胰岛素基础分泌,持续向皮下输注微量 RI 或 Lispro,并于进餐时显著增加胰岛素释放量,模拟进餐相关的胰岛素分泌。优点是可允许进餐量和进餐时间的变化;可避免皮下大量胰岛素存积。但有如下缺点:胰岛素补充途径与生理性分泌不同,可产生外周高胰岛素血症和体重增加;在泵发生故障且未及时发现,有可能引起糖尿病性酮症酸中毒;价格昂贵。②腹腔内植入型胰岛素输注泵:此泵经手术植入于腹壁皮下脂肪与腹直肌鞘之间,泵的导管穿过肌鞘悬在腹腔中。与持续性皮下胰岛素输注比较,此型泵释放的胰岛素吸收与生理途径相似,进入腹腔的胰岛素大部分被吸收入门静脉,进入肝发挥效应,并约有 50% 被降解,可避免外周高胰岛素血症,也使血糖更易控制而低血糖发生较少。但该泵需手术植入,增加了患者痛苦和发生感染的机会。此外,治疗费用较高也是其难推广的一个原因。

(6)强化胰岛素治疗:加强胰岛素治疗,使血糖严格控制可显著减少 1 型糖尿病慢性并发症发病率。强化治疗多采用 1 天多次胰岛素方案,改进的多剂注射方案或持续性皮下胰岛素输注治疗。但主要缺点是低血糖发病率显著增高和体重增加。故强化治疗主要用于新诊断的 1 型患者且无严重并发症、青少年、妊娠糖尿病或糖尿病合并妊娠,以及胰岛素泵治疗者。

2.2 型糖尿病的胰岛素联合口服药治疗方案

2 型糖尿病患者口服降糖药物失效后与胰岛素联合治疗是首选方案。因为只要患者仍有部分内生胰岛功能,内源性胰岛素的作用方式更符合生理状况,而且口服降糖药联合胰岛素比单纯胰岛素治疗在长期血糖控制中效果更好,体重上升少,且低血糖发生也较少。空腹血糖升高的原因有 3 种情况:药物在夜间作用不足(无论是胰岛素缺乏或肝对胰岛素抵抗严重);黎明现象;Somogyi 现象(低血糖后的高血糖反应)。如果能排除 Somogyi 现象,均应加强夜间药物作用的强度。因此,建议当空腹血糖 >7 mmol/L,应在原治疗基础上联合治疗,空腹血糖 >10 mmol/L,应使用胰岛素进行强化治疗。

(1)睡前联合 NPH 或长效胰岛素方案。优点是:①无须住院;②使用 NPH 剂量相对偏小,由于 NPH 睡前注射 6～8 U 达峰时恰在黎明时分,降低空腹血糖作用最强,前半夜很少发生低血糖;③血浆胰岛素水平升高轻微;④体重增加少;⑤空腹血糖下降后,白天口服降糖药物作用加强。

使用方法:①睡前 22 点左右使用 NPH 或长效胰岛素;起始剂量为 0.1～0.2 U/(kg・d),每 3～5 天调整 1 次胰岛素用量;若连续 3 次 >8 mmol/L,上调

2～4 U;若连续 3 次在 7～8 mmol/L,上调 2 U;空腹血糖＜6 mmol/L 则要考虑减少计量。②若晚餐后 2 小时血糖＞10 mmol/L,则可使用预混胰岛素,在晚餐前皮下注射。使用剂量估计:睡前 NPH 一般使用剂量肥胖者 10～15 U,非肥胖者 5～10 U。

(2)早餐前和睡前 2 次 NPH 注射方案:在睡前 NPH 方案治疗后,如果空腹血糖达标,早餐后和午餐后血糖下降明显但晚餐后血糖仍高,可在早餐前加用 NPH 注射,改成 NPH 2 次注射方案,如果患者需 2 次胰岛素注射才能满意控制血糖,表明患者内生胰岛功能较差,可停用磺酰脲类或其他胰岛素促分泌剂。

3.2 型糖尿病的胰岛素替代治疗

2 型糖尿病在口服药物联合胰岛素治疗后,随病程延长,如果联合外源性胰岛素的日剂量接近生理剂量时,口服促胰岛素分泌剂作用很差,可停用。如果胰岛素日剂量＞40 U,肥胖者可联合二甲双胍等加强胰岛素作用的药物。

(1)2 次预混胰岛素治疗方案:将胰岛素 2/3 量用在早餐前,1/3 用在晚餐前,注射预混胰岛素(一般为 30 R 或 50 R),并因人而异地调整剂量。优点是简单,患者依从性好。缺点为:①如果患者内生胰岛功能较差,此方案不符合生理要求;②中午 10 点～11 点易出现低血糖;③午餐后血糖很难满意控制,一般需口服 α 糖苷酶抑制剂或双胍类药物帮助改善餐后血糖。

(2)3 次胰岛素注射方案:即 R—R—R,3 餐前注射。此方案较 2 次给予预混胰岛素注射更趋近生理需求。

(3)4 次胰岛素注射方案:即 R—R—R—NPH,3 餐前和睡前注射。优点:①3 餐后血糖及空腹血糖均能控制满意,剂量调整易行;②使用得当,不容易发生低血糖。缺点:较麻烦。

(4)5 次胰岛素注射方案:即 R＋NPH—R—R—NPH,早餐前和睡前 NPH 和三餐前 R 注射方案。2 次(早 8 点左右,睡前 22 点左右)NPH 注射覆盖 24 小时补充基础胰岛素,三餐前 R 补充餐后胰岛素,是目前强化治疗模拟生理性胰岛素分泌模式的最理想方案。优点是:与生理性胰岛素分泌模式最接近,2 次 NPH 注射,24 小时内基础胰岛素控制餐前及过夜空腹血糖,三餐前 R 控制进餐后血糖峰值。缺点为注射次数较多。

(五)胰岛素剂量调整及注射部位

胰岛素临床应用时,要提倡个体化的原则,针对不同患者的文化背景、民族习惯等因素进行必要的调整。血糖控制的成功与否与许多因素有关,其中最主要的是与患者的进食量、活动量及胰岛素用量三者间的平衡密切有关。此外,胰岛素注射部位和深度的不同,以及所使用的胰岛素制剂品种和浓度的不同,都会使药物的吸收发生改变,降糖效果各异。因此胰岛素治疗时剂量应尽量准确,在使用中效或预混制剂时,要进行适当混匀摇晃,切忌振荡,同时注意剂型及药物外观,固定就餐时间和饮食量。

各次注射量的分配原则:早餐前 30%～45%,中餐前 20%～25%,晚餐前 25%～30%,睡前中效胰岛素 20%。胰岛素剂量调整的基础是严密监察血糖的控制情况。如餐前血糖高应增加前一餐前的短效胰岛素剂量,餐后血糖高则增加本次餐前的胰岛素剂量,睡前血糖高,应增加晚餐前胰岛素剂量;如血糖偏低,则可相应地减少胰岛素剂量。若早晨高血糖又不能判断原因时,应加测凌晨 3～5 点的血糖,如属"黎明现象"则增加中效胰岛素 1～2 U;如属 Somogyi 效应,应减少睡前中效胰岛素 1～2 U;为减少胰岛素用量和增加体重等原因,可加用口服药物,如二甲双胍或拜糖平等;胰岛素全天用量在 20～30 U 者,可改用口服药物治疗;使用动物胰岛素的患者,换用人基因重组胰岛素时,应减少胰岛素用量 2～4 U。

注射部位可短期轮流选择上臂、臀部、下肢或腹部皮下。各部位吸收速率:腹部＞上臂＞大腿＞臀部。

(六)胰岛素治疗的主要并发症

1.低血糖反应

糖尿病患者丘脑腹内侧核葡萄糖感知及信号系统受损,因此糖尿病患者易并发严重的低血糖。如果经常出现低血糖,需减少胰岛素用量。还应重视低血糖反应引起的 Somogyi 现象。

2.变态反应

少数患者在注射部位发生各种变态反应,表现为局部痒、红斑、各种皮肤损害或皮下结节,甚至发生注射局部的脂肪萎缩性增生。

3.胰岛素性水肿

胰岛素性水肿常出现于血糖控制后 4～6 天,可能与胰岛素促进肾小管回吸收钠有关。继续应用胰岛素后常可自行消退。

4.屈光失常

此种屈光变化多见于血糖波动较大的幼年型患者。由于治疗时血糖迅速下降,影响晶状体及玻璃体内渗透压,使晶状体屈光率下降,发生远视。此属暂时性变化,一般可随血糖浓度恢复正常而迅速消失,不致发生永久性的改变。

十五、胰高血糖素样肽 1 类似物

胰高血糖素样肽 1 是肠促胰岛素分泌激素之一,主要是肠道 L 细胞受营养物质刺激后分泌,经血液循环到达胰腺刺激胰岛 β 细胞分泌胰岛素。由于天然胰高血糖素样肽 1 很快就被体内的二肽基酶所灭活,半衰期很短,因此胰高血糖素样肽 1 类似物改变了其天然结构使其半衰期明显延长以便于临床使用。目前上市的艾塞那肽和利拉鲁肽均是这类药物。胰高血糖素样肽 1 类似物平均能够使糖化血红蛋白下降 0.97% 与其他降糖药物效果相当。另外,胰高血糖素样肽 1 类似物具有减轻体重,促进 β 细胞增殖,改善血脂、收缩压的作用,还在抑制炎症反应、保护内皮细胞、改善心肌葡萄糖代谢、减少心肌梗死面积等方面发挥直接或间接的心血管保护效应,为心血管疾病的治疗提供了新的选择。因此在糖尿病早期使用胰高血糖素样肽 1 的益处可能会更大。胰高血糖素样肽 1 类似物最常见的不良反应是恶性、腹泻、呕吐。最严重的不良反应是胰腺炎和甲状腺肿瘤,但是因果关系并不明确。

十六、减肥手术

减肥手术能够明显降低伴肥胖的 2 型糖尿病患者的血糖控制,甚至可以是一些患者糖尿病完全缓解。主要的类型有胃限制术、胃肠旁路术、十二指肠转置术,以及小肠切除术。这些手术对于体重和血糖控制均有效,但是胃肠旁路术效果最好,应用最为广泛。一般推荐体质指数＞35 患者可行手术治疗,使 55%～95% 的 2 型糖尿病患者缓解。体质指数为 30～35 的 2 型糖尿病患者减肥手术能够使 80% 的患者糖尿病缓解(血糖恢复正常并且不用药物控制),而且这种效果可以持续 5 年以上。减肥手术术后 30 天手术相关的死亡率为 0.28%。长期的并发症主要是营养不良、维生素和微量元素缺乏,以及严重低血糖,这些因素是患者远期死亡的危险因素。因此无论采用何种手术都需要一个综合性团队来制定患者的治疗措施和严格掌握手术指征。一般认为体质指数＞27.5、糖尿病病史＜15 年、胰岛细胞有代偿功能、男性腰围＞90 cm 或女性腰围＞85 cm,可以考虑手术。手术治疗肥胖型 2 型糖尿病血糖达标率较高,以提示某些 2 型糖尿病患者病况是可逆转的,甚至有些患者是可能治愈。

十七、糖尿病的预防

糖尿病的预防包括一、二、三级 3 个层面,即一级预防是预防糖尿病的发生;二级预防是预防糖尿病并发症的发生;三级预防就是减少糖尿病的致残率和病

死率,改善糖尿病患者的生活质量。严格地控制好血糖可以降低糖尿病患者慢性并发症的发生及其病死率和致残率。通过有效的治疗可能终止或逆转早期慢性并发症的发展。下面简述糖尿病的一级预防。

(一)宣传糖尿病的防治知识

宣传糖尿病的防治知识包括在一般人群中宣传糖尿病相关知识,如糖尿病的定义、症状、体征、常见的并发症及危险因素,提倡健康的行为,如合理饮食、适量运动、戒烟限酒、心理平衡等。

(二)糖尿病筛查

1.糖尿病高危人群中加强糖尿病筛查

建议采用简易糖耐量(空腹及 75 g 无水葡萄糖 2 小时)筛查。一旦发现有糖耐量受损或空腹血糖受损,应及早实行干预,以降低糖尿病的发病率。防治糖尿病并发症的关键是尽早和尽可能地控制好患者的血糖、血压、纠正血脂紊乱和肥胖、戒烟等导致并发症的危险因素。筛查对象包括以下几类。

(1)有糖尿病家族史者。

(2)年龄≥45 岁,体质指数≥24,既往有糖耐量异常或空腹血糖受损者。

(3)有高密度脂蛋白胆固醇降低(≤0.91 mmol/L,即 35 mg/dL)和/或高甘油三酯症(≥2.75 mmol/L,即 250 mg/dL)者。

(4)有高血压[成人血压≥18.7/12 kPa(140/90 mmHg)]和/或心脑血管病变者。

(5)年龄≥30 岁的妊娠妇女,有妊娠糖尿病史者,曾有分娩巨大儿(出生体重≥4 kg)者,有不能解释的滞产者,有多囊卵巢综合征的妇女。

(6)常年不参加体力活动者。

(7)使用一些特殊药物者,如糖皮质激素、利尿剂等。

2.一般人群的筛查

(1)体检,如单位集中体检、产前体检、婚前体检、出国前体检等。

(2)通过各级医院门诊检查。

(3)对于一些因大血管病变、高血脂、肥胖及其他与糖尿病有关的疾病住院者,进行常规筛查。

(4)加强对非内分泌专科医师的培训,使之能尽早发现糖尿病。

筛查的方法可采用空腹血糖或口服 75 g 葡萄糖负荷后 2 小时血糖,结果判断详见本节"诊断和鉴别诊断"。

（三）糖耐量受损的干预

饮食治疗及运动疗法。二甲双胍及 α 葡萄糖苷酶抑制剂可减少糖耐量受损者糖尿病的发生。

（四）一级预防的目标

(1)提高糖尿病的检出率,尽早发现和及时处理糖尿病。

(2)纠正或减少可控制的糖尿病危险因素,预防或降低糖尿病的发生。

第二节　糖尿病酮症酸中毒

糖尿病酮症酸中毒为最常见的糖尿病急症,以高血糖、酮症和酸中毒为主要表现,是胰岛素不足和拮抗胰岛素激素过多共同作用所致的严重代谢紊乱综合征。酮体包括 β 羟丁酸、乙酰乙酸和丙酮。糖尿病加重时,胰岛素缺乏致三大代谢紊乱,不但血糖明显升高,而且脂肪分解增加,脂肪酸在肝脏经 β 氧化产生大量乙酰辅酶 A,由于糖代谢紊乱,草酰乙酸不足,乙酰辅酶 A 不能进入三羧酸循环氧化供能而缩合成酮体;同时由于蛋白合成减少,分解增加,血中成糖、成酮氨基酸均增加,使血糖、血酮进一步升高。糖尿病酮症酸中毒分为几个阶段:①早期血酮升高称酮血症,尿酮排出增多称酮尿症,统称为酮症;②酮体中 β 羟丁酸和乙酰乙酸为酸性代谢产物,消耗体内储备碱,初期血 pH 正常,属代偿性酮症酸中毒,晚期血 pH 下降,为失代偿性酮症酸中毒;③病情进一步发展,出现神志障碍,称糖尿病酮症酸中毒昏迷。目前本症因延误诊断和缺乏合理处理而造成死亡的情况仍较常见。

一、诱因

1 型糖尿病患者有自发糖尿病酮症酸中毒倾向,2 型糖尿病患者在一定诱因作用下也可发生糖尿病酮症酸中毒。糖尿病酮症酸中毒最常见的诱因是感染。其他诱因包括胰岛素治疗中断或不适当减量、各种应激、酗酒,以及某些药物(如糖皮质激素、拟交感神经药物等)。

二、病理生理

（一）酸中毒

β 羟丁酸、乙酰乙酸,以及蛋白质分解产生的有机酸增加,循环衰竭、肾脏排出酸性代谢产物减少导致酸中毒。酸中毒可使胰岛素敏感性降低;组织分解增加,K⁺从细胞内逸出;抑制组织氧利用和能量代谢。严重酸中毒使微循环功能恶化,降低心肌收缩力,导致低体温和低血压。当血pH降至7.2以下时,刺激呼吸中枢引起呼吸加深加快;至7.1～7.0时,可抑制呼吸中枢和中枢神经功能、诱发心律失常。

(二)严重失水

高血糖、高血酮和各种酸性代谢产物引起渗透性利尿,酮体从肺排出又带走大量水分,厌食、恶心、呕吐使水分入量减少,从而引起细胞外失水;血浆渗透压增加,水从细胞内向细胞外转移引起细胞内失水。

(三)电解质平衡紊乱

渗透性利尿同时使钠、钾、氯、磷酸根等大量丢失,厌食、恶心、呕吐使电解质摄入减少,引起电解质代谢紊乱。糖尿病酮症酸中毒时体内总钠缺失,但因失水血液浓缩,就诊时血钠水平可能表现为正常、低于或高于正常。胰岛素作用不足导致酸中毒,K⁺从细胞内逸出导致细胞内失钾,体内严重缺钾;但由于血液浓缩、肾功能减退时K⁺滞留,以及酸中毒致K⁺从细胞内转移到细胞外,因此未治疗者血钾浓度可正常甚或增高。随着治疗过程中补充血容量,尿K⁺排出增加,以及纠正酸中毒及应用胰岛素使K⁺转入细胞内,可出现严重低血钾,诱发心律失常,甚至心脏骤停。

(四)携带氧系统失常

糖尿病酮症酸中毒时红细胞糖化血红蛋白增加,以及2,3二磷酸甘油酸减少,使血红蛋白与氧亲和力增高,血氧离解曲线左移。酸中毒时,血氧离解曲线右移,释放氧增加,起代偿作用。若纠正酸中毒过快,失去这一代偿作用,可使组织缺氧加重,引起脏器功能紊乱,尤以脑缺氧加重,甚或导致脑水肿。

(五)周围循环衰竭和肾功能障碍

严重失水,血容量减少和微循环障碍可导致低血容量性休克。肾灌注量减少引起少尿或无尿,严重者发生急性肾衰竭。

(六)中枢神经功能障碍

严重酸中毒、失水、缺氧、体循环及微循环障碍可导致脑细胞失水或水肿、中枢神经功能障碍。此外,治疗不当如过快过多补充碳酸氢钠会导致反常性脑脊液酸中毒加重,血糖下降过快或输液过多过快、渗透压不平衡可引起继发性脑水肿并加重中枢神经功能障碍。

三、临床表现

早期三多一少症状加重；酸中毒失代偿后，疲乏、食欲减退、恶心呕吐，多尿、口干、头痛、嗜睡，呼吸深快，呼气中有烂苹果味；后期严重失水，尿量减少、眼眶下陷、皮肤黏膜干燥、血压下降、心率加快、四肢厥冷；晚期不同程度意识障碍、昏迷。少数患者表现为腹痛，酷似急腹症，易误诊。虽然患者常有感染，但其临床表现可被糖尿病酮症酸中毒的表现所掩盖，且往往因外周血管扩张而体温不高甚至偏低，是预后不良的表现。

四、实验室检查

(一)尿常规

尿糖强阳性、尿酮阳性，可有蛋白尿和管型尿。

(二)血常规

血糖增高，一般为 $16.7 \sim 33.3$ mmol/L，有时可达 55.5 mmol/L。血酮体升高，>1.0 mmol/L 为高血酮，>3.0 mmol/L 提示可有酸中毒。血 β 羟丁酸升高。血实际 HCO_3^- 和标准 HCO_3^- 降低，CO_2结合力降低，酸中毒失代偿后血 pH 下降；剩余碱负值增大，阴离子间隙增大，与 HCO_3^- 降低大致相等。血钾在治疗前可正常、偏低或偏高，治疗后若补钾不足可严重降低。血钠、血氯降低，血尿素氮和肌酐常偏高。血浆渗透压轻度上升。部分患者即使无胰腺炎存在，也可出现血清淀粉酶和脂肪酶升高，治疗后数天内降至正常。即使无合并感染，也可出现白细胞数及中性粒细胞比例升高。

五、诊断与鉴别诊断

早期诊断是决定治疗成败的关键，临床上对于原因不明的恶心、呕吐、酸中毒、失水、休克、昏迷的患者，尤其是呼吸有烂苹果味、血压低而尿量多者，不论有无糖尿病病史，均应想到本病的可能性。立即查末梢血糖、尿糖、尿酮，同时抽血查血糖、血酮、β羟丁酸、尿素氮、肌酐、电解质、血气分析等以肯定或排除本病。如血糖 >11 mmol/L 伴酮尿和酮血症，血 pH<7.3 和/或血 $HCO_3^-<15$ mmol/L 可诊断为糖尿病酮症酸中毒。

糖尿病酮症酸中毒诊断明确后，尚需判断酸中毒严重程度：pH<7.3 或 $HCO_3^-<15$ mmol/L 为轻度；pH<7.2 或 $HCO_3^-<10$ mmol/L 为中度；pH<7.1 或 $HCO_3^-<5$ mmol/L 则为严重酸中毒。

临床上凡出现高血糖、酮症和酸中毒表现之一者都应排除糖尿病酮症酸中毒。鉴别诊断主要包括以下两类。①其他类型糖尿病昏迷：低血糖昏迷、高渗高血糖综合征、乳酸性酸中毒。②其他疾病所致昏迷：尿毒症、脑血管意外等。部分患者以糖尿病酮症酸中毒作为糖尿病的首发表现，某些患者因其他疾病或诱发因素为主诉，有些患者糖尿病酮症酸中毒与尿毒症或脑卒中共存等使病情更为复杂，应注意辨别。

六、防治

强调预防为主。良好控制糖尿病，及时防治感染和其他诱因，是主要的预防措施。

对早期酮症患者，仅需给予足量胰岛素及补充液体，严密观察病情，定期查血糖、血酮，调整胰岛素剂量；对酸中毒甚至昏迷患者一旦诊断应立即积极抢救。

治疗原则：尽快补液以恢复血容量、纠正失水状态，并使用胰岛素降低血糖，纠正电解质及酸碱平衡失调，同时积极寻找和消除诱因，防治并发症，降低病死率。

(一)补液

补液是治疗的关键环节，只有在有效组织灌注改善、恢复后，胰岛素的生物效应才能充分发挥。基本原则为"先快后慢，先盐后糖"。轻度脱水不伴酸中毒者可以口服补液，中度以上的糖尿病酮症酸中毒患者须进行静脉补液。通常先使用生理盐水。输液量和速度的掌握非常重要，糖尿病酮症酸中毒失水量可达体重10%。开始时输液速度较快，在 1~2 小时输入 0.9% 氯化钠 1 000~2 000 mL，前 4 小时输入所计算失水量 1/3 的液体，以便尽快补充血容量，改善周围循环和肾功能。如治疗前已有低血压或休克，经快速输液仍不能有效升高血压，应输入胶体溶液并采用其他抗休克措施。以后根据血压、心率、每小时尿量、末梢循环情况及有无发热、吐泻等决定输液量和速度，老年患者及有心肾疾病患者必要时根据中心静脉压指导治疗。24 小时输液量应包括已失水量和部分继续失水量。当血糖下降至 13.9 mmol/L 时，根据血钠情况以决定改为 5% 葡萄糖液或葡萄糖生理盐水，并按每 2~4 g 葡萄糖加入 1 U 短效胰岛素。鼓励患者喝水，减少静脉补液量；也可使用胃管灌注温生理盐水或温开水，但要分次少量缓慢灌注，避免呕吐而造成误吸，不宜用于有呕吐、胃肠胀气或上消化道出血者。对于心、肾功能不全的患者，应避免补液过度，在严密监测血浆渗透压、心、肺、肾功能和神志状态下调整补液量和速度。

(二)胰岛素治疗

一般采用小剂量(短效)胰岛素治疗方案,即每小时给予每千克体重 0.1 U 胰岛素,使血清胰岛素浓度恒定达到 $100 \sim 200 \mu U/mL$,这已有抑制脂肪分解和酮体生成的最大效应,以及相当强的降低血糖效应,而促进 K^+ 运转的作用较弱。通常将短效胰岛素加入生理盐水中持续静脉滴注,如体重为 50 kg 的患者用生理盐水 500 mL 加短效胰岛素 20 U,4 小时滴完;也可间歇静脉注射。以上 2 种方案均可加用首次负荷量,静脉注射短效胰岛素 $10 \sim 20$ U。血糖下降速度一般以每小时降低 $3.9 \sim 6.1$ mmol/L 为宜,每 $1 \sim 2$ 小时复查血糖;若在补足液量的情况下,开始治疗 2 小时后血糖下降不理想或反而升高,胰岛素剂量应加倍。当血糖降至 13.9 mmol/L 时开始输入 5% 葡萄糖溶液(或葡萄糖生理盐水),并按比例加入胰岛素,此时仍需每 $4 \sim 6$ 小时复查血糖,调节输液中胰岛素的比例及每 $4 \sim 6$ 小时皮下注射 1 次短效胰岛素约 $4 \sim 6$ U,使血糖水平稳定在较安全的范围内。病情稳定后过渡到胰岛素常规皮下注射。

(三)纠正电解质及酸碱平衡失调

本症酸中毒主要由酮体中酸性代谢产物引起,经输液和胰岛素治疗后,酮体水平下降,酸中毒可自行纠正,一般不必补碱。但严重酸中毒影响心血管、呼吸和神经系统功能,应给予相应治疗,但补碱不宜过多、过快。补碱指征为血 pH <7.1,$HCO_3^- <5$ mmol/L。应采用等渗碳酸氢钠($1.25\% \sim 1.4\%$)溶液,或将 5% 碳酸氢钠 84 mL 加注射用水至 300 mL 配成 1.4% 等渗溶液,一般仅给 $1 \sim 2$ 次。补碱过多过快,可产生不利影响,包括脑脊液反常性酸中毒加重、组织缺氧加重、血钾下降和反跳性碱中毒等。

糖尿病酮症酸中毒患者有不同程度失钾。如上所述,治疗前的血钾水平不能真实反映体内缺钾程度,补钾应根据血钾和尿量:治疗前血钾低于正常,在开始胰岛素和补液治疗同时立即开始补钾;血钾正常、尿量 >40 mL/h,也立即开始补钾;血钾正常、尿量 <30 mL/h,暂缓补钾,待尿量增加后再开始补钾;血钾高于正常,暂缓补钾。治疗过程中定期监测血钾和尿量,调整补钾量和速度。病情恢复后仍应继续口服钾盐数天。

(四)处理诱发病和防治并发症

在抢救过程中要注意治疗措施之间的协调及从一开始就重视防治重要并发症,特别是脑水肿和肾衰竭,维持重要脏器功能。

1.休克

如休克严重且经快速输液后仍不能纠正,应详细检查并分析原因,例如确定有无合并感染或急性心肌梗死,给予相应措施。

2.严重感染

严重感染是本症常见诱因,也可继发于本症。因糖尿病酮症酸中毒可引起低体温和血白细胞数升高,故不能以有无发热或血常规改变来判断,应积极处理。

3.心力衰竭、心律失常

年老或合并冠心病者补液过多可导致心力衰竭和肺水肿,应注意预防。可根据血压、心率、中心静脉压、尿量等调整输液量和速度,酌情应用利尿药和正性肌力药。血钾过低、过高均可引起严重心律失常,宜用心电图监护,及时治疗。

4.肾衰竭

肾衰竭是本症主要死亡原因之一,与原来有无肾脏病变、失水和休克程度及持续时间、有无延误治疗等密切相关。强调注意预防,治疗过程中密切观察尿量变化,及时处理。

5.脑水肿

脑水肿病死率甚高,应注意预防、早期发现和治疗。脑水肿常与脑缺氧、补碱或补液不当、血糖下降过快等有关。如经治疗后,血糖有所下降,酸中毒改善,但昏迷反而加重,或虽然一度清醒又再次昏迷,或出现烦躁、心率慢而血压偏高、肌张力增高,应警惕脑水肿的可能。可给予地塞米松、呋塞米,或给予清蛋白等。

6.其他

因酸中毒引起呕吐或伴有急性胃扩张者,可用1.25%碳酸氢钠溶液洗胃,清除残留食物,预防吸入性肺炎。

(五)护理

良好的护理是抢救糖尿病酮症酸中毒的重要环节。应按时清洁口腔、皮肤,预防压疮和继发性感染。细致观察病情变化,准确记录神志状态、瞳孔大小和反应、生命体征、出入水量等。

抢救重症糖尿病酮症酸中毒时,在掌握治疗原则的基础上,密切观察病情变化使治疗措施个体化是抢救成功的关键。

第三节 糖尿病胃肠病变

糖尿病胃肠病变发生率占糖尿病患者的 1/2 左右,有报道其中胃部病变占 10％左右,腹泻和便秘各约占 20％,因部分患者无临床表现,故临床就诊发病率比实际发病率低。

一、发病机制

(一)自主神经病变

内脏自主神经包括迷走神经和交感神经两种,糖尿病患者自主神经病变发生率为 20％～40％,常与以下几方面相关:①迷走神经和交感神经节发生退行性改变,进而引起胃肠蠕动功能和分泌功能下降,导致胃轻瘫、胃潴留、便秘等;同时,因为内脏神经节的病变,导致迷走神经与交感神经电偶联异常,电偶联增强时使肠蠕动增加,产生腹泻;电偶联减弱时,则表现为便秘。②胃肠暴发峰电位减弱,影响胃肠的协调性运动,导致便秘等发生。

目前,有多种关于自主神经病变学说。

1.多元醇通路学说

糖尿病时,多元醇通路活性增加,在醛糖还原酶作用下,产生一系列酶联反应,使神经细胞内山梨醇通路代谢上升,果糖生成增加,易致神经细胞水肿。

2.山梨醇-肌醇失常学说

糖尿病患者常有肌醇水平降低,代谢产物磷酸肌醇生成减少,致使神经元细胞膜上 K^+-Na^+-ATP 酶活性下降,Na^+ 在细胞内增加,导致神经节去极化减弱,神经传导速度下降或失去。

3.氧自由基学说

糖尿病患者糖代谢过程中可产生大量的超氧化物和过氧化氢,这些高度活性物质在神经组织中的增加使神经细胞膜磷脂内不饱和磷脂酸发生过氧化反应,导致一系列生化反应和结构改变,引起胃肠神经功能异常。

4.蛋白质非酶糖化学说

由于糖尿病晚期糖化终末产物生成增加,并参与修饰神经细胞内蛋白质表达,引起神经元细胞功能障碍。

(二)胃肠内分泌功能失调

1.胃泌素

胃泌素是一种简明结构的胃-肠-胰激素,为血清中主要的循环激素之一,其生理作用包括促进胃酸分泌和营养胃黏膜并刺激胃黏膜生长、修复。当糖尿病患者伴有自主神经病变,迷走神经对胃泌素分泌调控作用减弱,致使出现高胃泌素血症,诱发胃炎和溃疡等。

2.胃动素

胃动素由 22 个氨基酸多肽组成,主要由十二指肠及空肠黏膜分泌,结肠和远端小肠也有少量分泌,在消化间期时血中含量最高,以促进胃肠内未消化食物残渣排空。糖尿病患者迷走神经病变时,胃动素分泌下降,导致胃动力障碍发生。

3.胰高血糖素

胰高血糖素是胰岛 α 细胞分泌的一种 29 氨基酸残基单链多肽,参与抑制胃、小肠。结肠张力及蠕动,抑制胆囊收缩和胰外分泌以及抑制肠道对水、盐的吸收。自主神经病变引起其分泌量改变,容易导致腹泻和便秘等肠道并发症的发生。

4.缩胆囊素

缩胆囊素由十二指肠和空肠黏膜中 I 细胞或缩胆囊素细胞分泌,有刺激胰岛素、胰消化酶合成和分泌、胆囊收缩、Oddi 括约肌舒张等作用,同时缩胆囊素也参与胃肠道功能调节。糖尿病自主神经病变时,缩胆囊素分泌障碍,引起和加重相关消化系统症状或疾病。

5.胰多肽

胰多肽为 36 氨基酸多肽,由胰岛 PP 细胞分泌,是胰腺外分泌强抑制剂,对胰液外分泌起重要的负调控作用。糖尿病患者常有胃多肽分泌障碍。

6.生长抑素

其活性成分为小环状 14 肽,主要由神经核分泌合成,少量由胰岛 D 细胞分泌,参与抑制胃液、胃酸、胰液、肝胆汁、消化酶等分泌,抑制消化道多肽类激素的分泌,抑制胃肠蠕动和对葡萄糖、果糖的吸收。糖尿病患者大多有生长抑素分泌下降。

(三)胃肠微血管病变和血流变异常及血液理化改变

糖尿病患者微血管病变主要表现为血管基底膜糖蛋白沉积引起血管壁增厚,伴有内皮细胞增生,使血管管腔狭窄,形态扭曲,加上高血糖引起的血黏滞度升高和血小板、红细胞聚集增加,容易引起血流减慢,甚而导致血栓形成或血管闭塞,胃肠黏膜水肿、糜烂和溃疡。

胃肠微血管病变和血流变异常发生与蛋白激酶 C 活性增加有关。蛋白激酶 C 活化是糖尿病血管并发症的重要生化机制:①细胞内蛋白激酶 C 通路参与血管功能调节,包括血管舒缩、通透性、基底膜再生、内皮细胞生长、血管再生、血流动力学和血凝机制等。②参与 NO 生成调节,一方面抑制 NO 合酶的活性,使 NO 生成减少;另一方面又可抑制 NO 介导的环磷酸鸟苷生成,导致微血管动力学改变。③通过调节 V-W 因子的分泌,增加 PAI-1 含量和活性,增强血小板功能,使糖尿病患者产生血液高凝和高黏滞度。

糖尿病晚期糖化终末产物在血管中长期蓄积,以共价键的形式与蛋白质相结合,在微血管和血流异常时,使胶原蛋白质和血浆蛋白质之间发生不可逆性交联,导致微血管基底膜增厚,血流更加异常,甚至于血管腔阻塞。

糖尿病血液易产生高凝状态,进一步加重了器官和组织的缺氧,这主要与血液理化改变有关,如高血脂、高血糖、低氧血症、血小板黏附增加等。

(四)幽门螺杆菌感染

有研究表明,糖尿病胃轻瘫患者幽门螺杆菌感染率为 75.56%,远高于糖尿病无胃轻瘫患者的幽门螺杆菌感染率的 43.85%,后者感染率与普通正常人群接近,提示幽门螺杆菌感染与糖尿病胃轻瘫相关。

(五)胆酸吸收障碍

因糖尿病患者胆汁酸吸收不良,排泄增加,加之其有刺激肠道蠕动作用,故常易导致腹泻。

(六)胰腺外分泌功能障碍

胰腺内分泌激素有促进胰腺腺泡生长的作用,特别是胰岛素。当胰岛素分泌不足时,糖尿病患者常有不同程度的外分泌功能障碍,表现为脂肪吸收不良性腹泻。

(七)酮症酸中毒

酮症酸中毒时,患者常伴有中毒产物增加、低氧血症、水电解质平衡紊乱等,使胃黏膜微发生循环障碍,产生缺血缺氧,引起胃黏膜广泛充血、水肿、糜烂、出血,甚至产生溃疡。

二、临床表现

(一)食管

大多数患者无食管症状,为亚临床表现。有症状者,与食管动力障碍有关,通常表现为胸骨后不适、反酸、嗳气,更有甚者发生吞咽困难。

(二)胃

1.糖尿病性胃轻瘫

1/3 左右的糖尿病患者出现胃轻瘫,老年糖尿病患者发病率更高,可达 70% 左右。主要表现为胃动力障碍、排空延迟所致的上腹胀、早饱、嗳气或模糊不清的上腹不适感,严重者出现恶心、呕吐,表现为胃潴留、胃扩张等。Jones 等研究发现上腹饱胀感与胃轻瘫明显相关,且胃排空延迟,女性患者明显高于男性患者。

2.应激性溃疡

在应激状态(如感染、创伤、手术等)下,患者因胃黏膜缺血、血流量下降、胃黏膜黏液分泌下降、上皮更新速度减慢、前列腺素生成减少、胃酸作用等可导致上腹痛、呕吐咖啡色液体、黑便并伴有头晕、乏力出汗、口干等表现,严重者可发生失血性休克。

3.消化性溃疡

在糖尿病患者中,可发生消化性溃疡,主要为胃溃疡,十二指肠溃疡发生率低,这可能与低胃酸分泌有关。

(三)肠道

1.糖尿病性腹泻

糖尿病性腹泻主要与糖尿病所致内脏自主神经变性有关,也可因小肠内细菌异常繁殖所致。多表现为间歇性水样泻或脂肪泻,有时腹泻与便秘交替出现,也可表现为顽固性水样泻,往往无明显诱因且以夜间多发。大多数患者伴有周围神经性病变(包括肌张力下降、腱反射减弱、四肢末梢感觉异常等)和自主神经病变(瞳孔对光反射减弱、多汗、尿潴留、大便失禁等),多发生于长期胰岛素依赖型糖尿病患者,且血糖控制不良者。

2.糖尿病性便秘

糖尿病性便秘是糖尿病患者中常见的消化道症状之一,约 2/3 的糖尿病患者有便秘史,糖尿病并发广泛神经病变患者便秘发生率约 90%,主要因结肠动力障碍所致,有的患者表现为结肠扩张,甚至产生肠梗阻。

三、诊断与鉴别诊断

(一)诊断原则

有明确的糖尿病病史,需除外胃肠道自身的器质性病变、其他系统疾病和药物反应、精神因素等影响。

（二）食管运动障碍

通过食管测压确诊并需胸部 X 线或 CT、食管吞钡或胃镜检查排除食管本身及其周围占位性病变或者器质性病变，如食管炎、食管癌、纵隔肿瘤等。

（三）胃轻瘫

双核素固体和液体食物排空时间检查被认为是诊断本病的金标准，有报道 B 超和胃肠电图也可做出诊断，但首先需经上消化道钡餐或胃镜等检查排外消化道器质性病变和其他全身性疾病。

（四）应激性溃疡和消化性溃疡

应激性溃疡和消化性溃疡均需通过胃镜检查确诊。应激性溃疡镜下表现为胃窦或胃角及胃体充血、水肿、糜烂、出血；消化性溃疡应注意与胃癌、胃淋巴瘤等相鉴别。

（五）糖尿病性腹泻

因糖尿病性腹泻无特异性，故诊断需除外其他原因所致，如肠源性、胰源性、肝胆源性和其他全身性疾病。必要时行小肠镜或胶囊内镜检查除外小肠病变。

（六）糖尿病性便秘

糖尿病性便秘诊断为排除性，钡剂灌肠、大肠镜检查排除结肠器质性病变，如克罗恩病、结肠炎、结肠癌等后方可确诊。

四、治疗

（一）治疗原则

由于糖尿病胃肠病变的发生与血糖控制不良、微循环病变、自主神经变性等密切相关，故治疗上需考虑：积极控制血糖，改善微循环，控制和改善内脏神经病变。

（二）食管运动障碍

（1）积极控制血糖。

（2）饮食治疗：采用低脂低糖高纤维素饮食。

（3）药物治疗：上腹烧灼感者，可加用抗酸剂（H_2受体拮抗剂或质子泵抑制剂）；上腹饱胀感者，可加用胃动力药（如多潘立酮、莫沙比利等），若并发真菌感染需加用抗真菌药等。

（三）胃轻瘫

（1）控制血糖。

(2)饮食治疗。

(3)营养神经:可用B族维生素、肌醇片等。

(4)对症治疗:中枢和外周多巴胺受体拮抗剂,如甲氧氯普胺,一般采用10~20 mg,每天3次;多潘立酮,常用剂量10~20 mg,每天3次。胃动素受体激动剂,一般采用红霉素,200 mg,每天1次。

(5)呕吐剧烈伴有脱水患者,应积极纠正水电解质平衡。

(6)手术:胃切除术能明显缓解糖尿病胃轻瘫所致的难治性呕吐且无反弹。

(四)应激性溃疡

积极去除诱因,加用抗酸类针剂药物(H_2受体抑制剂或质子泵抑制剂),病情严重者,应禁食、胃肠减压、补液、输血等抗休克治疗。

(五)消化性溃疡

治疗以抑酸、保护胃黏膜为主,有饱胀者,加用胃动力药(多潘立酮等),幽门螺杆菌阳性者,需根除治疗:一般采用质子泵抑制剂加甲硝唑、阿莫西林和克拉霉素3种抗生素中的任意两种组成三联方案的2周疗法,青霉素过敏者,采用除外阿莫西林的三联方案,根治失败者,可加用铋制剂等组成四联用药方案。

(六)糖尿病性腹泻

除积极控制血糖、营养神经、饮食治疗外,并发感染者需加用抗生素,一般选用抗革兰氏阴性菌和厌氧菌类药物,如青霉素、甲硝唑等。其他药物治疗包括思密达、达吉胶囊、考来烯胺、生长抑素等。

(七)糖尿病性便秘

高纤维素饮食配合促动力药(西沙比利等)及改善大便性状类药物(福松等)进行治疗,效果欠佳和顽固性便秘者可结合直肠电生理反馈治疗。

五、预防

糖尿病胃肠病变患者应积极进行二级和三级预防,在积极控制血糖的情况下,尽量避免诱发因素,如感染、外伤等,同时患者应在医师的指导下合理饮食、用药控制体重等,以有效控制疾病进展。

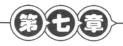

其他代谢疾病

第一节　骨质疏松症

骨质疏松症是一种以骨量低下、骨微结构破坏、导致骨脆性增加、易发生骨折为特征的全身性骨病。2001 年美国国立卫生研究院提出骨质疏松症是以骨强度下降、骨折风险性增加为特征的骨骼系统疾病,骨强度反映了骨骼两个主要方面特征的总和,即骨密度和骨质量。该病可发生于不同性别和任何年龄,但多见于绝经后妇女和老年男性。骨质疏松症分为原发性和继发性两大类。原发性骨质疏松症包括绝经后骨质疏松症、老年性骨质疏松症和特发性骨质疏松症3 种。绝经后骨质疏松症一般发生在妇女绝经后 5～10 年;老年性骨质疏松症一般指老人 70 岁后发生的骨质疏松症;而特发性骨质疏松症主要发生在青少年,病因尚不明。继发性骨质疏松症指由任何影响骨代谢的疾病或药物所致的骨质疏松症。

随着我国老年人口的增加,骨质疏松症发病率处于上升趋势,在我国乃至全球都是一个值得关注的健康问题。北京等地区基于影像学的流行病学调查显示,50 岁以上妇女脊椎骨折的患病率为 15%,相当于每 7 名 50 岁以上妇女中就有一位发生过脊椎骨折。近年来,我国髋部骨折的发生率也有明显上升趋势,预计未来几十年中国人髋部骨折率还会明显增长。但也有研究认为,随着生活水平提高、钙剂和维生素 D 补充、抗骨质疏松症药物广泛应用等,髋部骨折率的增长趋势可能逐渐平缓。骨质疏松症的严重后果是发生骨质疏松性骨折(脆性骨折),危害很大,导致病残率和病死率的增加。如发生髋部骨折后 1 年之内,死于各种并发症者达 20%,而存活者中约 50%致残,生活不能自理,生命质量明显下降。而且骨质疏松症及骨质疏松性骨折的治疗和护理,需要投入巨大的人力和物力,费用高昂,造成沉重的家庭、社会和经济负担。

一、病因与危险因素

(一)老龄

绝大多数骨质疏松症源自与年龄相关的骨量丢失。人体骨骼的骨量在30～40岁达到顶峰。决定骨量峰值的因素包括性别、种族、遗传、营养,以及体力活动状态等。男性的骨量明显高于女性,黑种人骨量高于白种人或亚洲人。就某一特定人种群体而言,遗传同样也是决定峰值骨量的一个重要因素。例如在白人女性中超过一半的峰值骨量变异是由遗传因素决定的。在骨骼生长的高峰阶段钙的摄入是非常重要的。例如在孪生子研究中发现,青春期补充钙者能显著增加骨量。

人体骨骼在40岁以后表现为缓慢的、年龄依赖性的骨量丢失。这种骨量丢失在男性和女性均以相似的速率发展,骨皮质和骨小梁丢失也是相似的,一生中大约各丢失25%。随着年龄增长,骨量丢失到一定程度后就会大大增加骨折的风险,特别是那些未达到理想峰值骨量的个体更是如此。年龄相关的骨量丢失在不同人种中大致相似。

此外,老龄是骨折风险增加的独立因素。研究表明,同样骨密度但年龄增加20岁时,骨折风险增加4倍。同时肌肉力量下降也是骨折风险增加的另一原因。

(二)性激素缺乏

绝经后骨量的快速丢失使得女性骨质疏松性骨折的危险性大大高于男性,卵巢早衰则使其危险性更为增高。绝经后5年内会有一个显著加速的骨量丢失阶段,每年骨量可丢失2%～5%,有研究发现从绝经后到75岁,女性约丢失全部骨量的22%。绝经后骨量丢失是不成比例的,骨小梁丢失约25%,骨皮质丢失约10%,骨小梁骨质丢失更为明显可以解释女性脊椎骨折比髋部骨折出现更早,因为椎体骨主要由松质骨组成。

性腺功能减退的男性也存在着骨丢失问题,睾酮的替代治疗是有益的。传统观念认为就骨而言,睾酮在男性中的作用与雌激素在女性中的作用同样重要。然而,在罕见的雌激素作用缺陷的男性患者中会出现骨骺闭合延迟、骨量峰值的显著降低等表现。雌激素作用减弱是由雌激素合成最后阶段中芳香化酶的缺乏或雌激素受体的缺陷导致。这表明即使睾酮水平正常的男性,雌激素对于软骨和骨骼的发育也是非常重要的。这也提示性腺衰竭对骨的影响是多因素作用的结果。而近期更有研究表明,对于男性骨质疏松症而言,雌激素作用的缺陷较睾酮水平降低更为重要。

(三)遗传因素

骨质疏松症以白人尤其是北欧人种多见,其次为亚洲人,而黑人少见。骨密度为诊断骨质疏松症的重要指标,骨密度值主要取决于遗传因素,其次受环境因素的影响。有报道青年双卵孪生子之间的骨密度差异是单卵孪生子之间差异的4倍;而在成年双卵孪生子之间骨密度差异是单卵孪生子的19倍。在绝经前女性中,具有绝经后腰椎和髋部骨折家族史者与无此家族史的同龄女性相比,前者腰椎、股骨颈部位的骨密度更低。有研究指出,骨密度与维生素 D 受体基因型的多态性密切相关。1994 年 Morrison 等报道维生素 D 受体基因型可以预测骨密度的差异,可占整个遗传影响的 75%,经过对各种环境因素调整后,bb 基因型者的骨密度可较 BB 基因型高 15%左右;在椎体骨折的发生率方面,bb 基因型者可较 BB 型晚 10 年左右,而 bb 基因型者髋部骨折的发生率仅为 BB 型者的 1/4。维生素 D 受体基因多态性对骨密度影响的研究结果在各人种和各国家间存在很大的差异,最终结果仍有待进一步深入研究。截至目前,全基因组关联研究已发现大约 80 个基因位点可能影响骨密度水平,而其中绝大部分基因可能影响了Wnt 通路或 RANK/RANGKL/OPG 信号转导通路。

(四)营养因素

已经发现青少年时钙的摄入与成年时的骨量峰值直接相关。钙的缺乏导致甲状旁腺激素分泌和骨吸收增加,低钙饮食者易发生骨质疏松症。维生素 D 缺乏导致骨基质的矿化受损,可出现骨软化症。长期蛋白质缺乏造成骨基质蛋白合成不足,导致新骨生成落后,如同时有钙缺乏,骨质疏松症则出现更早。维生素 C 在骨基质羟脯氨酸合成中是不可缺少的,能保持骨基质的正常生长和维持骨细胞产生足量的碱性磷酸酶,如缺乏维生素 C 则可使骨基质合成减少。

(五)失用因素

肌肉对骨组织产生机械力的影响,肌肉发达者骨骼强壮,骨密度值较高。老年人活动减少,使肌肉强度减弱、机械刺激降低、骨量减少,同时肌肉强度的减弱和协调障碍使老年人较易跌倒,伴有骨量减少时则易发生骨折。研究表明 50 岁以后,肌肉强度每 10 年可下降 10%~20%。老年人患有脑卒中等疾病后长期卧床制动,因失用因素导致骨量丢失,容易出现骨质疏松症。

(六)药物及疾病

抗惊厥药,如苯妥英钠、苯巴比妥及卡马西平,可引起维生素 D 缺乏及肠道钙的吸收障碍,导致继发性甲状旁腺功能亢进症。过度使用包括铝制剂在内的制酸剂,能抑制磷酸盐的吸收及导致骨矿物质的分解。糖皮质激素能直接抑制骨形成,降低肠道对钙的吸收,增加肾脏对钙的排泄,引起继发性甲状旁腺功能亢进症,短期大量糖皮质激素应用可刺激破骨细胞活性,糖皮质激素还可抑制性腺轴及生长激素-胰岛素样生长因子-1 轴的功能。长期使用肝素会出现骨质疏松症,具体机制未明。化学治疗药物,如环孢素 A,已证明能增加啮齿类动物的骨转换。长期应用质子泵抑制剂可能通过影响肠道钙的吸收引起或加重骨质疏松症。

肿瘤细胞,尤其是多发性骨髓瘤的肿瘤细胞产生的细胞因子能激活破骨细胞,儿童或青少年的白血病和淋巴瘤导致的骨质破坏常是局灶性的。胃肠道疾病,例如炎性肠病导致吸收不良和进食障碍;神经性厌食症导致快速的体重下降及营养不良,并可引起闭经,均与骨质疏松症发病有关。珠蛋白生成障碍性贫血,可出现骨髓过度增生及骨小梁连接处变薄,这类患者中还会出现继发性性腺功能减退症。

(七)其他因素

酗酒对骨有直接毒性作用,与骨的更新减慢和骨小梁体积减小有关。有研究证实,长期酗酒能增加男性和女性髋部骨折的危险性。吸烟对于男性和女性骨密度和骨质丢失速率均有不良影响。吸烟的女性对外源性雌激素的代谢明显快于不吸烟的女性,另外还能造成体重下降并致提前绝经。过量咖啡因的摄入与骨量的减少有关,咖啡因的摄入能增加与骨密度无关的髋部骨折风险。

二、病理生理

以下三方面因素可以导致骨骼脆性增加:在生长期没有达到理想的骨量和骨强度;过度的骨吸收导致骨量减少及骨微结构破坏;骨重建过程中,骨形成不足以代偿过度的骨吸收。

为了维持健康骨骼,骨重建过程不断地将陈旧的骨骼去除,并以新的骨骼替代。骨重建过程是成人骨骼中骨细胞的主要活动,骨重建可以发生在不规则的小梁骨表面的吸收陷窝,也可以发生在相对规则的皮质骨的哈弗系统。该过程始于多能干细胞活化为破骨细胞,而这需要与成骨细胞的相互作用才能完成。由于骨重建过程中的骨吸收和逆转阶段非常短暂,而需要成骨细胞完成修复的阶段较长,因此,任何骨重建的加快均会导致骨丢失增加。而且大量未经修复替代的吸收陷窝和哈弗管会使骨骼更加脆弱,过度的骨吸收还会导致小梁骨正常结构的彻底丧失。因此,骨吸收增加会通过多种途径导致骨骼变得脆弱。然而,骨吸收增加并不一定导致骨量丢失,比如,骨骼在青春期加速生长期的改变。因此,骨重建过程中骨形成不足以代偿骨吸收才是骨质疏松病理生理过程的关键因素。

老年人的骨量等于青年时(30~40岁)时峰值骨量减去其后的骨量丢失。绝经和老龄会导致骨转换加快及骨量的丢失,从而导致骨折风险增加,而其他与老龄相关的功能下降将进一步放大骨折的风险。当脆弱的骨骼负荷过度时,跌倒或进行某些日常活动时即可能发生骨折。

三、临床表现

许多骨质疏松症患者早期常无明显的症状,往往在骨折发生后经 X 线或骨密度检查时才发现已有骨质疏松症。骨质疏松症典型的临床表现包括疼痛、脊柱变形和发生脆性骨折。

(一)疼痛

患者可有腰背疼痛或周身骨骼疼痛,负荷增加时疼痛加重或活动受限,严重时翻身、起坐及行走有困难。发生骨折的部位可有明显的疼痛和活动障碍。

(二)脊柱变形、身高变矮

骨质疏松症严重者可有身高缩短、脊柱后突或侧弯畸形和伸展受限。胸椎压缩性骨折会导致胸廓畸形,影响心肺功能;腰椎骨折可能会改变腹部解剖结构,导致便秘、腹痛、腹胀、食欲降低等胃肠道症状。

(三)骨折

脆性骨折是指低能量或者非暴力骨折,如从站高或者小于站高跌倒或因其他日常活动而发生的骨折。发生脆性骨折的常见部位为胸、腰椎,髋部,桡、尺骨远端和肱骨近端。髋部骨折会导致疼痛及功能丧失,患者的功能往往不能完全恢复,许多患者需要永久性护理。腰椎骨折是最常见的骨质疏松症相关性骨折,也会导致疼痛及功能丧失,但症状相对较轻,其中 2/3 以上的患者可以无相关临床表现,通常通过常规影像学检查而发现,腰椎骨折常常反复发作,后果一般与骨折的次数相关。患者发生过一次脆性骨折后,再次发生骨折的风险明显增加。

四、实验室检查

(一)常规检查

血、尿常规,肝、肾功能,钙,磷,碱性磷酸酶、血清蛋白电泳等。影像学检查包括骨骼 X 线片。酌情检查项目血沉、性腺激素、25(OH)D、甲状旁腺激素、尿钙和磷、甲状腺功能、皮质醇、血气分析、血尿轻链、肿瘤标志物、甚至放射性核素骨扫描、骨髓穿刺或骨活检等检查。

(二)骨转换生化标志物

骨转换生化标志物分为骨形成标志物和骨吸收标志物,前者代表成骨细胞活动及骨形成时的代谢产物,后者代表破骨细胞活动及骨吸收时的代谢产物,特别是骨基质降解产物。在正常人不同年龄段,以及各种代谢性骨病时,骨转换标志物在血循环或尿液中的水平会发生不同程度的变化,代表了全身骨骼的动态状况。

五、诊断与鉴别诊断

临床上诊断骨质疏松症应包括两方面:确定骨质疏松症和排除其他影响骨代谢的疾病或药物。

(一)骨质疏松症的诊断

各个国家和专业学会对于骨质疏松症的诊断均基于发生脆性骨折和/或骨密度低下。

(1)脆性骨折是骨强度下降的明确体现,也是骨质疏松症的最终结果及并发症。发生了脆性骨折临床上即可诊断骨质疏松症。

(2)基于骨密度结果的诊断标准,骨质疏松性骨折的发生与骨强度下降有关,而骨强度是由骨密度和骨质量所决定。骨密度约反映骨强度的 70%,若骨密度低同时伴有其他危险因素会增加骨折的危险性。因目前尚缺乏较为理想的骨强度直接测量或评估的方法,临床上仍采用骨密度测量作为诊断骨质疏松症、预测骨质疏松性骨折风险、监测自然病程及评价药物干预疗效的最佳定量指标。骨密度是指单位体积(体积密度)或者是单位面积(面积密度)的骨量,能够通过无创技术对活体进行测量。骨密度及骨测量的方法也较多,不同方法在骨质疏松症的诊断、疗效的监测以及骨折危险性的评估作用也有所不同。

双能 X 线吸收测定法是目前国际学术界公认的诊断骨质疏松症的金标准,可对髋部、腰椎以及全身的骨密度进行测定。定量计算机断层照相术可以对单位体积的骨密度进行测定,是骨质疏松症科研工作中的重要工具,但在临床工作中的应用远远不如双能 X 线吸收测定法普遍。

基于双能 X 线吸收测定法测定的骨质疏松症诊断标准采用世界卫生组织推荐的诊断标准:骨密度值低于同性别、同种族正常成人的骨峰值不足 1 个标准差属正常;降低 1~2.5 个标准差之间为骨量低下(骨量减少);降低程度≥2.5 个标准差为骨质疏松症;骨密度降低程度符合骨质疏松症诊断标准同时伴有一处或多处骨折时为严重骨质疏松症。骨密度通常用 T 值表示,T 值=(测定值-骨峰值)/正常成人骨密度标准差。

目前上述诊断标准主要用于绝经后女性及年龄>50 岁的男性。对于儿童、绝经前妇女以及<50 岁的男性,其骨密度水平建议用 Z 值表示,Z 值=(测定值-同龄人骨密度均值)/同龄人骨密度标准差。国际临床骨密度学会推荐 Z 值小于-2.0 时则考虑骨密度水平降低,需进一步明确其可能病因。

(二)骨质疏松症的鉴别诊断

低骨量或骨痛、骨折等症状不仅见于骨质疏松症,还可见于佝偻病/骨软化症等其他代谢性骨病,需要通过相关检查进行鉴别。骨质疏松症也可由多种病因所致。在诊断原发性骨质疏松症之前,一定要重视排除其他影响骨代谢的疾病或药物(即继发性骨质疏松症),以免发生漏诊或误诊。需要鉴别的疾病包括以下几种。

(1)内分泌疾病:皮质醇增多症、性腺功能减退、甲状旁腺功能亢进症、甲状腺功能亢进症、1 型糖尿病等。

(2)风湿性疾病:类风湿关节炎、系统性红斑狼疮、强直性脊柱炎、血清阴性脊柱关节病等。

(3)恶性肿瘤和血液系统疾病:多发性骨髓瘤、白血病、肿瘤骨转移等。

(4)药物长期超生理剂量:糖皮质激素,甲状腺激素过量,抗癫痫药物,锂、铝中毒,细胞毒或免疫抑制剂(环孢 A、他克莫司),肝素,引起性腺功能低下的药物(芳香化酶抑制剂、促性腺激素释放激素类似物),质子泵抑制剂等。

(5)胃肠疾病:慢性肝病(尤其是原发性胆汁性肝硬化)、炎性肠病(尤其是克罗恩病)、胃大部切除术、胃肠吸收不良性疾病等。

(6)肾脏疾病:各种病因导致肾功能不全或衰竭。

(7)遗传性疾病:成骨不全、马凡综合征、血色病、高胱氨酸尿症、卟啉病等。

(8)其他任何原因:维生素 D 不足、酗酒、神经性厌食、营养不良、长期卧床、妊娠及哺乳、慢性阻塞性肺疾病、脑血管意外、器官移植、淀粉样变、多发性硬化、获得性免疫缺陷综合征等。

六、治疗

骨质疏松症的预防和治疗策略较完整的内容包括基础措施、药物干预及康复治疗。

(一)基础措施

1.调整生活方式

(1)富含钙、低盐和适量蛋白质的均衡膳食:在老年人中普遍存在饮食中的钙、维生素D和蛋白质的不足。充足的蛋白质摄入对于维持肌肉骨骼系统是必要的,同时可减少骨折后并发症的发生。但也有研究表明高蛋白质摄入可能增加骨吸收及影响肠钙吸收。

(2)适量负重的体育锻炼和康复治疗:制动是导致骨量丢失的重要因素,在床上制动一周的患者所丢失的骨量可能是非制动患者一年所丢失的骨量。而前瞻性队列研究表明,适量活动可降低老年女性髋部骨折发生率;而一项总结了10项研究的 Meta 分析表明,与对照组相比,适量活动可降低老年人总体骨折发生率。而目前尚无相关研究表明高强度运动对于升高骨密度或减少骨折发生风险有益处。

(3)避免嗜烟、酗酒,慎用影响骨代谢的药物:有研究显示戒烟的老年女性髋部骨折风险可降低40%。而对于绝经后女性患者,吸烟可能减少激素替代治疗所带来的益处。

(4)90%的髋部骨折与跌倒相关,因此应采取防止跌倒的各种措施。

(5)加强自身和环境的保护措施(包括各种关节保护器)等。

2.骨健康基本补充剂

(1)钙剂:我国营养学会建议,成人每天元素钙摄入推荐量 800 mg 是获得理想骨峰值、维护骨骼健康的适宜剂量,绝经后妇女和老年人每天元素钙摄入推荐量为 1 000 mg,如果饮食中钙供给不足可选用钙剂补充。目前的膳食营养调查显示我国老年人平均每天饮食钙约 400 mg,故平均每天应补充元素钙 500～600 mg。钙摄入可减缓骨量的丢失,改善骨矿化。用于治疗骨质疏松症时,应与其他药物联合使用。单纯补钙并不能替代其他抗骨质疏松症药物治疗。钙剂选择要考虑其安全性和有效性,高钙血症时应该避免使用钙剂。此外,应注意避免超大剂量补充钙剂可能增加肾结石和心血管疾病的风险。

(2)维生素 D:促进钙的吸收,对骨骼健康、保持肌力、改善身体稳定性、降低骨折风险有益。维生素 D 缺乏可导致继发性甲状旁腺功能亢进症,增加骨吸收,从而引起或加重骨质疏松症。成年人推荐剂量为普通维生素 D 200 IU(5 μg)/d,老年人因缺乏日照以及摄入和吸收障碍常有维生素 D 缺乏,故推荐剂量为 400~800 IU(10~20 μg)/d。维生素 D 用于治疗骨质疏松症时,剂量可为800~1 200 IU/d,还可与其他药物联合使用。可通过检测血清 25(OH)D 浓度了解患者维生素 D 的营养状态,适当补充维生素 D。国际骨质疏松基金会建议保持老年人血清 25(OH)D 水平等于或高于 30 ng/mL(75 nmol/L)以降低跌倒和骨折风险。此外,临床应用维生素 D 制剂时应注意个体差异和安全性,定期监测血钙和尿钙,酌情调整剂量。

(二)药物治疗

抗骨质疏松症药物有多种,其主要作用机制也有所不同。有的以抑制骨吸收为主,有的以促进骨形成为主,也有一些具有多重作用机制的药物。临床上抗骨质疏松症药物的疗效判断应当包括是否能提高骨量和骨质量,最终降低骨折风险。目前国内已批准上市的抗骨质疏松症药物如下。

1.双膦酸盐类

双膦酸盐是焦膦酸盐的稳定类似物,其特征为含有 P-C-P 基团。双膦酸盐与骨骼羟磷灰石有高亲和力的结合,特异性结合到骨转换活跃的骨表面上抑制破骨细胞的功能,促进破骨细胞凋亡,从而抑制骨吸收。不同双膦酸盐抑制骨吸收的效力差别很大,因此临床上不同双膦酸盐药物使用的剂量及用法也有所差异。

(1)阿仑膦酸钠:中国食品和药物监督管理局批准用于治疗绝经后骨质疏松症和糖皮质激素诱发的骨质疏松症。有些国家也批准治疗男性骨质疏松症。临床研究证明其能够增加骨质疏松症患者腰椎和髋部骨密度、降低发生椎体及非椎体骨折的风险。用法为口服片剂:70 mg,每周 1 次或 10 mg,每天 1 次;阿仑膦酸钠 70 mg+维生素 D 32 800 IU 的复合片剂,每周 1 次。建议空腹服药,用200~300 mL 白开水送服,服药后 30 分钟内不要平卧,应保持直立体位。另外,在此期间也应避免进食牛奶、果汁等饮料及任何食品和药品。胃十二指肠溃疡、反流性食管炎者慎用。

(2)依替膦酸钠:中国食品和药物监督管理局批准用于治疗原发性骨质疏松症、绝经后骨质疏松症和药物引起的骨质疏松症。临床研究证明其能够增加骨质疏松症患者腰椎和髋部骨密度、降低椎体骨折风险。用法为口服片剂,每次0.2 g,一天 2 次,两餐间服用。本品需间歇、周期服药,服药 2 周后需停药 10 周,然后重新开始第二周期,停药期间可补充钙剂及维生素 D_3。服药 2 小时内,避免食用高钙食品(例如牛奶或奶制品),以及含矿物质的营养补充剂或抗酸药。肾功能损害者、孕妇及哺乳期妇女慎用。

(3)伊班膦酸钠:中国食品和药物监督管理局批准用于治疗绝经后骨质疏松症。临床研究证明其能够增加骨质疏松症患者腰椎和髋部骨密度、降低发生椎体及非椎体骨折的风险。该药为静脉注射剂,每 3 个月 1 次间断静脉输注伊班膦酸钠 2 mg,加入 250 mL 生理盐水,静脉滴注 2 小时以上。肌酐清除率每分钟 <35 mL 的患者不能使用。

(4)利噻膦酸钠:国内已被中国食品和药物监督管理局批准治疗绝经后骨质疏松症和糖皮质激素诱发的骨质疏松症,有些国家也批准治疗男性骨质疏松症。临床研究证明其能够增加骨质疏松症患者腰椎和髋部骨密度、降低发生椎体及非椎体骨折的风险。用法为口服片剂 5 mg,每天 1 次;或口服片剂 35 mg,每周 1 次。服法同阿仑膦酸钠。胃十二指肠溃疡、反流性食管炎者慎用。

(5)唑来膦酸:已被中国食品和药物监督管理局批准治疗绝经后骨质疏松症。临床研究证明增加骨质疏松症患者腰椎和髋部骨密度、降低发生椎体及非椎体骨折的风险。唑来膦酸静脉注射剂 5 mg,静脉滴注 15 分钟以上,每年 1 次。肌酐清除率每分钟 <35 mL 的患者不能使用。

长期应用双膦酸盐的罕见不良反应包括颌骨坏死、不典型骨折等,需要在临床应用中给予关注。

2.降钙素类

降钙素是一种钙调节激素,能抑制破骨细胞的生物活性和减少破骨细胞的数量,从而阻止骨量丢失并增加骨量。降钙素类药物的另一突出特点是能明显缓解骨痛,对骨质疏松性骨折或骨骼变形所致的慢性疼痛,以及骨肿瘤等疾病引起的骨痛均有效,因而更适合有疼痛症状的骨质疏松症患者。目前应用于临床的降钙素类制剂有两种:鲑鱼降钙素和鳗鱼降钙素类似物,临床研究证实均可增加骨质疏松症患者腰椎和髋部骨密度,食品和药物监督管理局均批准用于治疗绝经后骨质疏松症,两者的使用剂量和用法有所差异。

(1)鲑鱼降钙素:有鼻喷剂和注射剂 2 种。鲑鱼降钙素鼻喷剂应用剂量为每天 200 IU;鲑鱼降钙素注射剂一般应用剂量为每次 50 IU,皮下或肌内注射,根据病情每周 2~7 次。随机双盲对照临床试验显示每天 200 IU 鲑鱼降钙素鼻喷剂降低发生椎体及非椎体骨折的风险。

(2)鳗鱼降钙素:为注射制剂,用量为每周 20 U,肌内注射。此类药物不良反应包括少数患者有面部潮红、恶心等不良反应,偶有过敏现象,可按照药品说明书的要求确定是否做过敏试验。此外,降钙素使用中需警惕肿瘤发生风险。

3.雌激素类

雌激素类药物能抑制骨转换,阻止骨丢失。临床研究已证明激素疗法,包括雌激素补充疗法和雌、孕激素补充疗法能阻止骨丢失,降低骨质疏松性椎体、非椎体骨折的发生风险,是防治绝经后骨质疏松症的有效措施。在各国指南中均被明确列入预防和治疗绝经妇女骨质疏松症药物。有口服、经皮和阴道用药多种制剂。药物有结合雌激素、雌二醇、替勃龙等。激素治疗的方案、剂量、制剂选择及治疗期限等应根据患者情况个体化选择。其适应证为 60 岁以前的围绝经和绝经后妇女,特别是有绝经期症状(如潮热、出汗等)及有泌尿生殖道萎缩症状的妇女,以及无法耐受其他抗骨质疏松症药物者。禁忌证包括雌激素依赖性肿瘤(乳腺癌、子宫内膜癌)、血栓性疾病、不明原因阴道出血及活动性肝病和结缔组织病为绝对禁忌证。子宫肌瘤、子宫内膜异位症、有乳腺癌家族史、胆囊疾病和垂体催乳素瘤者慎用。需注意严格掌握实施激素治疗的适应证和禁忌证,绝经早期开始用(60 岁以前),使用最低有效剂量,规范进行定期(每年)安全性检测,重点是乳腺和子宫。

4.甲状旁腺激素

甲状旁腺激素是当前促进骨形成药物的代表性药物,小剂量重组人甲状旁腺 1-34 有促进骨形成的作用。国内已批准治疗绝经后严重骨质疏松症。临床试验表明重组人甲状旁腺 1-34 能有效地治疗绝经后严重骨质疏松症,提高骨密度,降低椎体和非椎体骨折发生的危险。用法为 20 μg/d,皮下注射。用药期间应监测血钙水平,防止高钙血症的发生。治疗时间不宜超过 2 年。有动物研究报告,重组人甲状旁腺 1-34 可能增加成骨肉瘤的风险,因此对于合并骨骼疾病放射治疗史、肿瘤骨转移及合并高钙血症的患者,应避免使用。

5.选择性雌激素受体调节剂类

选择性雌激素受体调节剂类不是雌激素,其特点是选择性地作用于雌激素的靶器官,与不同形式的雌激素受体结合后,发生不同的生物效应,在骨骼上与雌激素受体结合,表现出类雌激素的活性,抑制骨吸收,而在乳腺和子宫上则表现为抗雌激素的活性,因而不刺激乳腺和子宫。国内已被食品和药物监督管理局批准的适应证为治疗绝经后骨质疏松症。临床试验表明雷洛昔芬可降低骨转换至女性绝经前水平,阻止骨丢失,增加骨密度,降低发生椎体骨折的风险;降低雌激素受体阳性浸润性乳癌的发生率。雷洛昔芬用法为 60 mg,每天 1 片,口服。少数患者服药期间会出现潮热和下肢痉挛症状,潮热症状严重的围绝经期妇女暂时不宜用。国外研究报告该药轻度增加静脉栓塞的危险性,国内尚未发现类似报道。故有静脉栓塞病史及有血栓倾向者如长期卧床和久坐期间禁用。

6.锶盐锶

锶盐锶是人体必需的微量元素之一,参与人体许多生理功能和生化效应。锶的化学结构与钙和镁相似,在正常人体软组织、血液、骨骼和牙齿中存在少量的锶。人工合成的锶盐雷奈酸锶,是新一代抗骨质疏松症药物。国内已被食品和药物监督管理局批准治疗绝经后骨质疏松症。体外实验和临床研究均证实雷奈酸锶可同时作用于成骨细胞和破骨细胞,具有抑制骨吸收和促进骨形成的双重作用。临床研究证实雷奈酸锶能显著提高骨密度,改善骨微结构,降低椎体骨折及所有非椎体骨折风险。用法为每天口服 2 g,睡前服用,最好在进食 2 小时之后。不宜与钙和食物同时服用,以免影响药物吸收。不推荐在肌酐清除率 <30 mL/min的重度肾功能损害的患者中使用。具有高静脉血栓风险的患者,包括既往有高静脉血栓栓塞症病史的患者,应慎用雷奈酸锶;2012 年欧洲药监局已明确规定对合并静脉血栓的患者不可使用雷奈酸锶。2013 年 7 月新增禁忌证:缺血性心脏病、外周动脉疾病、脑血管病、高血压控制不佳者不能使用。此外,部分患者可能出现严重的皮肤反应,包括中毒性表皮坏死性炎等,如出现上述表现,也应立即停药并不再使用。

7.维生素 K_2

四烯甲萘醌是维生素 K_2的一种同型物,是 γ 羧化酶的辅酶,在 γ 羧基谷氨酸的形成过程中起着重要的作用。γ 羧基谷氨酸是骨钙素发挥正常生理功能所必需的。动物试验和临床试验显示四烯甲萘醌可以促进骨形成,并有一定抑制骨吸收的作用。中国已获国家食品和药物监督管理局批准治疗绝经后骨质疏松症,临床研究显示其能够增加骨质疏松症患者的骨量,预防骨折发生的风险。用法为口服 15 mg,一天 3 次,饭后服用(空腹服用时吸收较差,必须饭后服用)。少数患者有胃部不适、腹痛、皮肤瘙痒、水肿和转氨酶暂时性轻度升高。服用华法林者禁用。

七、预后

骨质疏松症的防治需要筛选合适的人群,减少危险因素,规律体力活动,补充钙剂和维生素 D,在此基础上根据个体差异给予个体化治疗,最终达到防止骨折、延缓疾病进展的目的。

第二节 痛风性关节炎

痛风是一种单钠尿酸盐沉积所致的晶体相关性关节病,与嘌呤代谢紊乱和/或尿酸排泄减少所致的高尿酸血症直接相关,属于代谢性风湿病范畴。临床表现为高尿酸血症和尿酸盐结晶沉积所致的特征性急、慢性关节炎反复发作,可并发尿酸性间质性肾炎及尿酸性泌尿系统结石,重者可出现关节破坏、肾功能受损,常伴发代谢综合征的其他表现,如肥胖、高脂血症、高血压、2型糖尿病及心血管疾病。痛风分为原发性和继发性两大类,本节重点讨论原发性痛风。

痛风见于世界各地区,欧美发达国家发病率较高,占 1.4%～3.9%,随着生活水平的提高,我国痛风发病率也呈明显上升趋势。据调查,目前我国人群痛风患病率达 1.04%～2.0%,且逐渐呈现年轻化趋势。

一、病因

长期高尿酸血症是导致痛风的根本原因,在正常人体内,尿酸主要以尿酸盐形式存在,体温在 37 ℃时,尿酸盐在血液中的溶解度约 420 μmol/L(7 mg/dL),如血尿酸浓度超过饱和点就会出现尿酸盐沉积,从而诱发痛风性关节炎发作。高尿酸血症的相对含义为血清尿酸盐浓度高于正常值上限,在大多数流行病学调查中,男性上限为 420 μmol/L(7 mg/dL),女性绝经前为 420 μmol/L(6 mg/dL),绝经后接近于男性。若血清尿酸盐浓度超过 420 μmol/L(7 mg/dL),则发生痛风性关节炎的风险开始增加。

原发性痛风由遗传因素和环境因素共同致病,具有一定的家族易感性,但除1%左右由先天性嘌呤代谢酶缺陷引起外,绝大多数病因未明。体内尿酸来源主要有两个途径。①外源性:约占 20%,由食物中核苷酸代谢分解而来;②内源性:约占80%,由体内氨基酸磷酸核糖及其他小分子化合物合成或核酸分解而来。正常人体内尿酸池平均为 1 200 mg,每天产生约 750 mg,排出 500～1 000 mg,约 2/3 以游离尿酸钠盐形式由肾脏经尿液排泄,另 1/3 由肠道排出或被肠道内细菌分解。正常人每天产生的尿酸与排泄的尿酸量维持在平衡状态,此时血尿酸保持稳定。如尿酸生成增加或排泄尿酸不足则可产生高尿酸血症。

痛风患者中因尿酸生成增多所致者仅占 10%左右,大多数均由尿酸排泄减少引起。多基因遗传缺陷引起的肾小管尿酸分泌功能障碍,导致尿酸排泄减少;

尿酸生成过多可由特定的嘌呤代谢酶缺陷引起,如 5-磷酸核糖-1-焦磷酸合成酶活性增加,次黄嘌呤鸟嘌呤磷酸核糖转移酶部分缺乏,腺嘌呤磷酸核糖转移酶缺陷症及黄嘌呤氧化酶活性增加等。前 3 种酶缺陷属于 X 伴性连锁遗传,后者可能为多基因遗传。

二、临床表现

原发性痛风有显著的年龄、性别特征,以中老年为主,40～50 岁为发病高峰期,男性多见,女性于绝经期后发病率升高。痛风患者的自然病程及临床表现大致可分为下列 4 个阶段:无症状高尿酸血症期、急性痛风性关节炎发作期、发作间歇期、慢性痛风石病变期(图 7-1)。

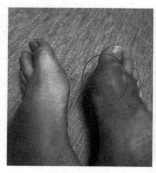 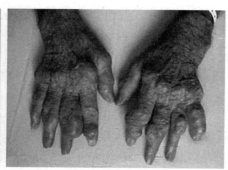

痛风急性发作 　　　　　　　　慢性痛风(痛风石)

图 7-1　痛风急性发作与慢性痛风石

(一)无症状高尿酸血症期

大多数高尿酸血症患者可终生无症状,只有 5％～12％的高尿酸血症患者最终表现为痛风发作,但向急性痛风转变的趋势随血尿酸水平升高而增加。血尿酸浓度为 119.7～152.19 μmol/L(7～8.9 mg/dL),痛风的年发病率为 0.5％;血尿酸浓度＞153.9 μmol/L(9 mg/dL),年发病率达 4.9％,5 年累积发病率可高达 22％。

(二)急性痛风性关节炎症发作期

急性关节炎是原发性痛风的最常见首发症状,起病急骤,多于夜间突然发病,数小时内症状达到高峰,好发于下肢远端单侧关节,半数以上首发于第一跖趾关节,具有典型的红、肿、热、痛和功能障碍等炎性症状。疼痛剧烈,压痛明显,患者常在夜间因剧痛而惊醒,伴行走困难。初次发病常只累及单关节,反复发作后则受累关节增多。进食高嘌呤食物、饮酒、剧烈活动、受冷、手术外伤、穿过紧的鞋袜等都可能是诱发因素。初次发作通常在 3～7 天可自行缓解,恢复关节功能,仅残留局部关节病变部位皮肤色素加深、脱屑。而后进入无症状间歇期。

(三)发作间歇期

除病变皮肤表面有色素沉着或皮屑外,可无其他阳性体征。大部分患者在第一次发作 6 个月至 2 年出现第二次发作,未经治疗的患者,痛风发作频率通常随时间推移而增加。以后的发作严重程度更高,持续时间更长,缓解更慢。

(四)慢性痛风石病变期

未经规范化治疗的患者,首发症状后 20 年,约 72％的患者会出现痛风石,2％的患者在首发症状 20 年后出现严重的残疾。痛风石沉积的速度取决于血尿酸水平。痛风石可沉积在身体的不同部位,多见于耳郭、第一跖趾关节、指关节、膝关节、足跟、肘部等处。可见关节肿胀、畸形,可形成外观为芝麻大至鸡蛋大的黄白色赘生物,表面皮肤菲薄,易于破溃,破溃后有豆渣样或糊状的白色物质排出,由于尿酸盐有抑菌作用,继发感染者少见,瘘管周围组织呈慢性炎症性肉芽肿,不易愈合。虽然,痛风石本身相对无痛,但其周围可能发生急性炎症导致疼痛。最终,关节严重破坏和皮下巨大的痛风石可导致患者关节畸形,造成关节功能障碍,尤其是手和足。发生时间较短的,体积较小的痛风石在血尿酸有效控制后可以逐渐缩小甚至消失,但发生时间较长,体积较大的痛风石由于反复炎症发作,纤维增生严重不易消失。

(五)肾脏病变

1.慢性尿酸盐肾病

微小的尿酸盐晶体沉积于肾间质,特别是肾髓质部乳头处,导致慢性肾小管-间质性肾炎,引起肾小管萎缩变形、间质性纤维化,严重者可引起肾小球缺血性硬化。临床表现为腰痛、夜尿增多、蛋白尿、轻度血尿及管形尿等。晚期可致肾小球滤过功能下降,出现肾功能不全及高血压、水肿、贫血等。

2.急性尿酸性肾病

由于大量尿酸结晶广泛梗阻于肾小管所致,表现为少尿、无尿及迅速发展的氮质血症,甚至肾衰竭。尿中可见大量尿酸盐晶体。这种情况在原发性痛风患者中罕见,多由恶性肿瘤及其放射治疗、化学治疗(即肿瘤溶解综合征)等继发因素引起。

3.尿酸性泌尿系统结石

尿中尿酸浓度增加呈过饱和状态,在泌尿系统沉积并形成结石,在痛风患者中的发生率在 20％以上,且可能发生在痛风首次发作之前。细小泥沙样结石可随尿液排出而减轻症状,较大者常引起肾绞痛、排尿困难、血尿、泌尿系统感染、肾盂扩张、积水等。

三、辅助检查

(一)血清尿酸测定

以尿酸酶法应用最广,痛风患者多伴有血尿酸水平增高,流行病学调查显示正常成年男性血尿酸值为 $150\sim416\ \mu mol/L$,女性为 $90\sim357\ \mu mol/L$,绝经后接近男性。由于尿酸本身的波动性如急性发作时肾上腺皮质激素分泌增多,尿酸排泄一过性增强,以及饮食、药物等因素影响,需反复检测方能免于漏诊。

(二)尿液尿酸测定

低嘌呤饮食 5 天后,留取 24 小时尿,采用尿酸酶法测定。通过尿酸测定可初步判定高尿酸血症的分型,有助于降尿酸药物的选择及鉴别泌尿系统结石的性质。正常水平为 24 小时 $1.2\sim2.4\ mmol$,$>3.6\ mmol$ 为尿酸生成过多型。

(三)关节滑囊液检查

急性期如有踝、膝等较大关节肿胀积液时,可行关节腔穿刺抽取积液,利用偏振光显微镜,可在白细胞内见双折光的细针状或棒状尿酸钠结晶,该检查具有确诊意义,被视为痛风诊断的金标准。滑囊液分析和培养也有助于与感染性关节炎鉴别。

(四)X 线检查

早期急性关节炎除软组织肿胀外,无明显改变,晚期可见骨质破坏,对骨质产生凿孔样、虫蚀样改变,可有骨髓内痛风石沉积,局部可有骨质疏松改变,其边缘锐利、界限清晰,悬挂边缘征有利于与其他炎性关节病鉴别。

(五)双能计算机断层扫描检查

两个 X 线源同时进行两组不同的能量数据采集,不同能量衰减,体现组织化学成分的特性图像,可特异性显示组织与关节周围的尿酸盐结晶,有助于痛风性关节炎的诊断及降尿酸疗效评估(图 7-2)。

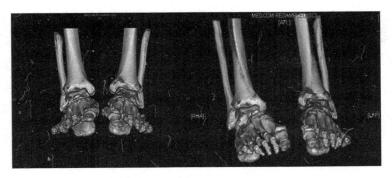

图 7-2 痛风患者治疗前后双源计算机断层扫描

(六)磁共振成像检查

磁共振成像显示痛风石敏感性高,但因痛风石复杂的组织结构,信号范围相对较宽,此信号代表蛋白、纤维组织、晶体及含铁血黄素等多种组织成分,易和其他骨关节病变相混淆,所以在判定痛风石上特异性较低。大多数病变 T_1 加权成像上为低信号,T_2 加权成像上变化较大,通常为等、低混杂信号;T_2 加权成像上信号强度取决于痛风石的含水量及钙化程度。痛风石累及的关节可以出现滑膜增厚和渗出,骨破坏以及痛风石邻近的骨髓水肿。

(七)B 超高频超声检查

B 超能早期显示沉积在痛风患者关节内的尿酸钠晶体及软组织内的痛风石。这种方法无辐射、经济、方便、快捷,能动态监测痛风对治疗的反应,直接引导穿刺,缺点是对微小骨质破坏不敏感及复杂结构难以良好显示。典型可见透明软骨表层不规则线状回声显示尿酸沉积物,可见双轨征征象(图 7-3)。

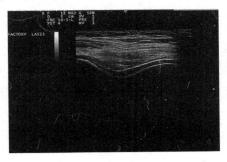

图 7-3 透明软骨表层尿酸盐沉积双轨征

四、诊断与鉴别诊断

目前多采用美国风湿病学会的分类标准进行诊断(表 7-1),同时急性痛风性关节炎应与蜂窝织炎、丹毒、感染性化脓性关节炎、创伤性关节炎、反应性关节炎、假性痛风等鉴别,慢性痛风性关节炎应与骨关节炎、类风湿关节炎、银屑病关节炎及骨肿瘤等鉴别。

表 7-1　美国风湿病学会急性痛风性关节炎分类标准

1.关节液中有特异性尿酸盐结晶	(5)第一跖趾关节疼痛或肿胀
2.用化学方法或偏振光显微镜证实痛风石中含尿酸盐结晶	(6)单侧第一跖趾关节受累
	(7)单侧跗骨
3.具备以下 12 项(临床、实验室、X 线表现)中 6 项	(8)可疑痛风石关节受累
(1)急性关节炎发作>1 次	(9)高尿酸血症
(2)炎症反应在 1 天内达高峰	(10)不对称关节内肿胀(X 线证实)
(3)单关节炎发作	(11)无骨侵蚀的骨皮质下囊肿(X 线证实)
(4)可见关节发红	(12)关节炎发作时关节液微生物培养阴性

五、一般治疗

(一)饮食控制

痛风患者应采用低嘌呤、低热量、低糖、优质蛋白饮食,适当运动,控制体重,严格戒饮各种酒类,尤其是啤酒。每天饮水应在 2 000 mL 以上。

(二)避免诱因

避免外伤、劳累、酗酒、暴食、受凉、穿过紧的鞋袜,尽可能避免使用影响尿酸排泄的药物,如利尿剂。

(三)防治并发疾病

同时治疗伴发的高血压、高血脂、糖尿病、冠心病等。

六、药物治疗

痛风治疗药物主要分两类,一类为控制关节症状的抗感染药物,包括非甾体抗炎药(如依托考昔、塞来昔布、双氯芬酸、美洛昔康、尼美舒利等)、秋水仙碱、糖皮质激素;另一类为降尿酸药物,目前中国已经上市的常用药物有苯溴马隆、别嘌呤醇及非布司他。目前痛风尚无根治药物,但控制血尿酸可使病情逆转。

(一)抗感染药物

在急性关节炎发作期,以下 3 类抗感染药物均强调早期应用和足量应用,见效后逐渐减停。对于正在服用降尿酸药物者,不予调整治疗方案。

1.非甾体抗炎药

各种非甾体抗炎药均可有效缓解痛风急性症状,非选择性环氧化酶抑制剂常见的不良反应是胃肠道症状（恶心、呕吐，严重时可导致溃疡出血），也可能加重肾功能不全、影响血小板功能、导致白细胞计数降低等。必要时可加用胃黏膜保护剂，活动性消化性溃疡禁用，伴肾功能不全者慎用。长期使用需要定期随访血常规及肾功能、粪隐血等，必要时行胃镜检查。选择性环氧化酶-2抑制剂（如依托考昔、塞来昔布），与前者相比，药物胃肠道反应较小，可用于有慢性胃炎和/或消化性溃疡病史的患者，但心血管系统的不良反应较前者多，故有明确心血管疾病的患者应慎用。

2.秋水仙碱

秋水仙碱是治疗急性发作的传统药物，其不良反应主要为胃肠道反应，如恶心、呕吐、腹泻、腹痛等，也可引起骨髓抑制、肝细胞损害、过敏、神经毒性等。不良反应与剂量相关，肝肾功能不全者慎用。最常见的不良反应为腹泻。长期用药需随访血常规及肝肾功能。长期以来，很多痛风指南建议首次剂量为1.0 mg，以后每1~2小时0.5 mg，24小时总量≤6 mg，但患者常不能耐受。美国风湿病学会推荐用法：在急性发作36小时内开始服用，针对不一样的剂型（1毫克/片或1.2毫克/片）开始负荷剂量1 mg/1.2 mg，1小时后可以加服0.5 mg/0.6 mg，12小时后按预防性抗感染治疗剂量（0.5 mg，每天3次/0.6 mg，每天1~2次），直至症状缓解。中、重度肾功能不全患者须减量。

3.糖皮质激素

国内并非首选的抗感染药物，通常用于前两者疗效不佳或不能耐受的患者，或有肾功能不全的患者，一般为短期使用，如长期使用，可能加重糖尿病、高血压等并发症。

（二）降尿酸药物

痛风患者血尿酸水平维持<357 μmol/L常可有效控制急性发作，对于伴发痛风石患者，血尿酸降至297 μmol/L以下可促使痛风石溶解。降尿酸药物分为两大类，即促尿酸排泄类和抑制尿酸合成类，应根据患者24小时尿酸、肾功能，以及是否存在泌尿系统结石等选择合适药物。小剂量开始，逐渐加量，根据血尿酸水平调整剂量。此两组药物本身没有抗感染作用，在使用初期可能因为血尿酸波动，反而诱发急性发作，故在治疗初期常规合并使用预防发作的抗感染药物至少1个月。对于使用时机，国内指南认为，首次使用应在急性发作缓解至少2周后开始，而美国风湿病学会指南认为，只要在合并使用抗感染药物的前提下，急性发作期即可开始降尿酸治疗。

1.促尿酸排泄药

此类药物主要通过抑制肾小管对尿酸的重吸收,增加尿尿酸排泄而降低尿酸水平。适用于肾功能正常,24小时尿尿酸偏低的患者。由于这类药物可使尿中尿酸含量增高,一般慎用于存在泌尿系统结石或慢性尿酸盐肾病的患者,急性尿酸性肾病禁用。在用药期间,特别是开始用药数周内应碱化尿液(服用碳酸氢钠片维持尿pH 6.0～6.5),并保持尿量(>2 L/d)。

(1)苯溴马隆:初始剂量25 mg每天1次,渐增至每天50 mg。不良反应较少,主要包括胃肠道症状(如腹泻)、皮疹、肾绞痛、粒细胞计数减少等,罕见严重的肝毒性作用。可用于轻、中度肾功能不全者。

(2)丙磺舒:初始剂量250 mg每天2次,渐增至500 mg每天3次,最大剂量每天≤2 g。主要不良反应有胃肠道症状、皮疹、药物热、一过性肝酶升高及粒细胞计数减少。对磺胺过敏者禁用。

(3)磺吡酮:排尿酸作用较丙磺舒强,初始剂量50 mg,每天2次,渐增至100 mg,每天3次。每天最大剂量600 mg。主要不良反应有胃肠道症状、皮疹、粒细胞计数减少,偶见肾毒性反应。本品有轻度水、钠潴留作用,对慢性心功能不全者慎用。

2.抑制尿酸生成药

通过抑制黄嘌呤氧化酶,阻断次黄嘌呤、黄嘌呤转化为尿酸,从而降低血尿酸水平。广泛用于原发性及继发性高尿酸血症,尤其是尿酸产生过多型或不宜使用促尿酸排泄药者。

(1)别嘌呤醇:通常开始剂量为每天50～100 mg,可逐步加至100 mg,每天3次,但需注意如出现皮肤瘙痒、皮疹等过敏表现,应及时停药。不良反应包括胃肠道症状、皮疹、药物热、肝酶升高、骨髓抑制等,长期使用需要监测血常规及肝肾功能。需要特别指出的是别嘌呤醇可能会引起严重的变态反应,在用药前推荐进行 HLA-B*5801 检测,因该基因检测阳性的患者更易出现过敏,应尽量避免使用。肾功能不全会增加不良反应风险,应根据肾小球滤过率减量使用。

(2)非布司他:是一种分子结构与别嘌呤醇完全不同的非嘌呤类降尿酸药物,疗效优于别嘌醇,过敏发生率较低,可用于轻、中度肾功能不全者。推荐起始剂量为每天40 mg,最大剂量可增至每天80 mg。不良反应主要有肝功能异常,其他有腹泻、头痛、肌肉骨骼系统症状等。长期使用需定期监测肝肾功能。用药中注意肝损伤相关临床症状,如疲劳、食欲减退、右上腹不适、酱油色尿或黄疸。

（3）尿酸酶：人类缺少尿酸酶，因而无法将尿酸进一步氧化为更易溶解的尿囊素等排出体外。生物合成的尿酸氧化酶从这一机制降低血尿酸。目前主要有两种：①重组黄曲霉尿酸氧化酶；②聚乙二醇化重组尿酸氧化酶。二者均有快速、强力的降低血尿酸疗效，但由于价格昂贵且易导致严重变态反应，仅用于严重高尿酸血症、难治性痛风，特别是肿瘤溶解综合征患者。

（4）维生素 C：有研究显示维生素 C 有促进尿酸排泄作用，连续 2 个月每天摄取维生素 C 500 mg，血尿酸可下降 29 μmol/L。

（5）其他：某些降血脂及降血压药物也兼有降尿酸作用，合并上述疾病者值得选用，但不主张单独用于痛风的治疗。如降脂药非诺贝特，降压药氯沙坦。

七、预后

如能早期诊断、早期治疗，预后良好。慢性期病变经过治疗有一定的可逆性，皮下痛风石可以减小或消失，关节症状和功能改善。如起病早，血尿酸水平高，痛风频发，早期出现痛风石，常提示预后较差。伴发高血压、糖尿病、其他肾病者，肾功能不全风险增加。

参 考 文 献

［1］陆涛,高洪蛟,郑黔雯,等.实用内分泌诊疗学［M］.昆明:云南科技出版社,2020.

［2］薛君.实用内分泌疾病诊治学［M］.开封:河南大学出版社,2020.

［3］廖二元,袁凌青.内分泌代谢病学［M］.北京:人民卫生出版社,2019.

［4］府伟灵,张忠辉.内分泌与代谢系统疾病［M］.北京:人民卫生出版社,2020.

［5］魏守超.实用临床内分泌研究［M］.长春:吉林科学技术出版社,2019.

［6］王国强.实用内分泌与代谢疾病诊治［M］.北京:科学技术文献出版社,2020.

［7］王天平.现代内分泌疾病诊疗实践［M］.昆明:云南科技出版社,2019.

［8］伍俊妍,王燕.内分泌代谢疾病［M］.北京:人民卫生出版社,2020.

［9］田芳.临床内分泌诊疗学［M］.天津:天津科学技术出版社,2020.

［10］张磊.常见内分泌疾病治疗要点及预后［M］.天津:天津科学技术出版社,2020.

［11］孟迅吾,周学瀛.协和代谢性骨病学［M］.北京:中国协和医科大学出版社,2021.

［12］王晓焕.内分泌代谢疾病临床诊治策略［M］.北京:科学技术文献出版社,2020.

［13］刘建军,王玉金,员建中.临床内分泌学［M］.南昌:江西科学技术出版社,2019.

［14］王宏伟.临床内科与内分泌疾病诊疗［M］.北京:科学技术文献出版社,2019.

［15］王为光.现代内科疾病临床诊疗［M］.北京:中国纺织出版社,2021.

［16］王琳.临床内分泌与代谢性疾病［M］.北京:科学技术出版社,2020.

［17］毛玉山.内分泌疾病临床诊断与治疗［M］.长春:吉林科学技术出版社,2020.

［18］赵晓宁.内科疾病诊断与治疗精要［M］.开封:河南大学出版社,2021.

[19] 李菲.实用内分泌疾病与代谢性疾病诊治[M].沈阳:沈阳出版社,2020.

[20] 冯晓丹,谢翠华,龚妮容.糖尿病诊治和健康管理[M].广州:广东科技出版社,2021.

[21] 夏维波,李玉秀,朱惠娟.协和内分泌疾病诊疗常规[M].北京:中国协和医科大学出版社,2021.

[22] 庞国明.当代内分泌疾病研究精华[M].北京:科学出版社,2021.

[23] 张波.临床内分泌疾病诊疗[M].天津:天津科学技术出版社,2018.

[24] 王娜.临床内分泌代谢性疾病治疗学[M].长春:吉林科学技术出版社,2019.

[25] 李志红.内分泌代谢科精要[M].北京:中国纺织出版社,2019.

[26] 王颖.内分泌疾病诊治精要[M].北京:科学技术文献出版社,2019.

[27] 李蓉.实用临床内分泌科疾病诊疗学[M].长春:吉林科学技术出版社,2020.

[28] 李衍记.临床内分泌诊疗进展[M].天津:天津科学技术出版社,2018.

[29] 王秀玲.内分泌科常见病诊疗新进展[M].哈尔滨:黑龙江科学技术出版社,2020.

[30] 杜新芝.临床内分泌疾病诊治策略[M].北京:科学技术文献出版社,2020.

[31] 尚凤娟.内分泌疾病的诊断与治疗[M].南昌:江西科学技术出版社,2018.

[32] 陈新霞.临床内分泌疾病诊疗新进展[M].哈尔滨:黑龙江科学技术出版社,2020.

[33] 刘静.临床内分泌科学新进展[M].北京:金盾出版社,2020.

[34] 薛耀明,肖海鹏,严励,等.内分泌与代谢学[M].广州:广东科技出版社,2018.

[35] 雷涛.内分泌与代谢疾病诊治精要[M].北京:科学技术文献出版社,2020.

[36] 李刚,张晨阳.甲状腺结节发生的影响因素分析[J].临床医学研究与实践,2022,7(18):5-7.

[37] 李婷,孙丽思,王椿,等.成人腺垂体功能减退症合并代谢综合征患者的临床特征及其影响因素[J].中华医学杂志,2021,101(36):2885-2892.

[38] 张学武.影像学检查在痛风关节炎中的应用[J].中国临床新医学,2021,14(11):1076-1079.

[39] 毛洲宏.2型糖尿病诊疗指南的变迁及指南实践的思考与探索[J].现代实用医学,2022,34(5):566-569.

[40] 章晓云,李华南,陈锋,等.骨质疏松患者基因多态性与椎间盘退变的相关性研究[J].中国骨质疏松杂志,2022,28(3):412-419.